El magnesio en el deporte

Muerte súbita en jóvenes sanos. Por qué los etíopes y los kalenjin ganan las competiciones de fondo

El magnesio en el deporte

Muerte súbita en jóvenes sanos. Por qué los etíopes
y los kalenjin ganan las competiciones de fondo

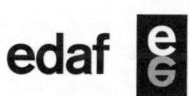

www.edaf.net

MADRID - MÉXICO - BUENOS AIRES - SAN JUAN - SANTIAGO

2014

© 2014. Ana María Lajusticia Bergasa
© 2014. De esta edición, Editorial EDAF, S. L. U.
© Diseño de la cubierta: Carlos Melcón

EDAF, S. L. U.
Jorge Juan, 68. 28009 Madrid
www.edaf.net
edaf@edaf.net

Algaba Ediciones, S.A. de C.V.
Calle 21, Poniente 3223, entre la 33 sur y la 35 sur
Colonia Belisario Domínguez
Puebla 72180, México
Teléfono: 52 22 22 11 13 87
edafmexicoclien@yahoo.com.mx

Edaf del Plata, S. A.
Chile, 2222
1227 - Buenos Aires (Argentina)
edafdelplata@edaf.net

Edaf Antillas/Forsa
Local 30, A-2
Zona Portuaria Puerto Nuevo
San Juan PR00920
(787) 707-1792

Edaf Chile, S.A.
Coyancura, 2270 Oficina 914. Providencia
Santiago - Chile
edafchile@edaf.net

Queda prohibida, salvo excepción prevista en la ley, cualquier forma de reproducción, distribución, comunicación pública y transformación de esta obra sin contar con la autorización de los titulares de la propiedad intelectual. La infracción de los derechos mencionados puede ser constitutiva de delito contra la propiedad intelectual (art. 270 y siguientes del Código Penal). El centro Español de Derechos Reprográficos (CEDRO) vela por el respeto de los citados derechos.

Abril de 2014

ISBN: 978-84-414-3399-1
Depósito legal: M-5403-2014

IMPRESO EN ESPAÑA   PRINTED IN SPAIN
COFÁS

ÍNDICE

Al lector 9

PARTE I. EL MAGNESIO. CONCEPTO Y NECESIDADES 13
Los atletas y el magnesio 15
El magnesio y el colágeno en el cuerpo humano 19
Kenia y los kalenjin 25
Nutrición en el deporte 33

PARTE II. EL MAGNESIO EN EL DEPORTE 35
Introducción 37
Contracción y relajación muscular 43
Obtención de energía mecánica por el cuerpo humano (Ciclo de Krebs) 53
Muerte súbita y estrés 59

Muertes repentinas en personas de media edad 63

Artrosis, osteoporosis, tendinitis y rotura de ligamentos 75

PARTE III. DÉFICIT DE MAGNESIO. CONSECUENCIAS 83

Síntomas de deficiencia de magnesio.. 85

¿Por qué algunos hablan del magnesio como si fuera una panacea?.... 95

¿Cómo tomar magnesio? Acción laxante del mismo 99

Qué cantidad tomar y concentración de magnesio en la sangre..... 107

PARTE IV. CONCLUSIONES 111

Resumiendo 113

Y seguimos... De nuevo otras maratones 117

Cómo debe cuidarse el deportista 123

Muchos se van a extrañar y algunos se van a enfadar.................... 131

De momento, punto y final 135

Curiosidades y datos relacionados con el tema............................ 139

PREGUNTAS Y RESPUESTAS DE INTERÉS 143

BIBLIOGRAFÍA 155

VADEMÉCUMS 157

AL LECTOR

Lo que tiene usted entre las manos no es un libro al uso corriente, sino una recopilación de escritos y datos con los que pretendo hacer notar algo que considero muy importante, y que, por lo que vengo observando y comprobando en los últimos años, en las recomendaciones que se dan a los deportistas sobre su alimentación o reposición de agua y minerales, no se hace suficiente hincapié.

Por eso les incluyo varios escritos míos que ya se han publicado en distintos medios, en los que siempre digo lo mismo y ustedes pensarán que estoy obsesionada con el magnesio y que soy una pesada. Esto último sí, pero obsesionada no; diríamos conocedora de temas que han pasado por alto muchos expertos. Entre otros, después de cuarenta años, se reconoce que en la formación del hueso tiene tanta importancia el magnesio como el calcio; esto llevo diciéndolo desde 1975, así como cada vez es mayor y más frecuente la deficiencia de este elemento en el llamado «mundo occidental». Se me tachó, escrito en negro sobre blanco, de indocumentada e irresponsable. Y yo pensé: pues yo bien puedo esperar, porque al que tiene razón, el tiempo se la ha de dar. Y como he llegado a ser una persona de casi noventa años en el momento actual, ya lo estoy viendo.

Observarán que siempre estoy repitiendo las reacciones químicas más conocidas del cuerpo humano en las que interviene el magnesio, con la intención de que lo sepan cuantas más personas, mejor. Y para que ya tengan una idea clara de por qué ganan las competiciones de fondo los etíopes, los keniatas y algún ugandés (que todos ellos viven precisamente en el Rift), les doy de varias maneras la composición química de las cenizas que forman los suelos donde se cultivan sus alimentos.

La formación mineralógica de esas tierras es de olivino, piroxenas y anfíboles y la composición química de los más representativos, es: olivino SiO_4 Mg Fe; augita $(SiO_3)_2$ Mg Fe y hornblenda Si_8O_{22} $(OH)_2$ Ca Fe Mg.

Si tenemos también en cuenta su composición en elementos, esta es: O-44,8%; Si-21,5 %; Mg-22,8%; Fe-5,8%; Al y Ca — aprox. 2%; Na-0,3%; K- 0,03%. Como cuesta creerlo, les reproduzco la composición en óxidos tomada de la *Enciclopedia de las Ciencias,* de Salvat, pero adaptada a la publicación de este libro.

Esa zona de la tierra recibe el nombre se SIMA aludiendo a riqueza en magnesio.

Sepan que el SIAL, que constituye la corteza terrestre, está formado por aluminosilicatos de potasio, sodio y calcio y que

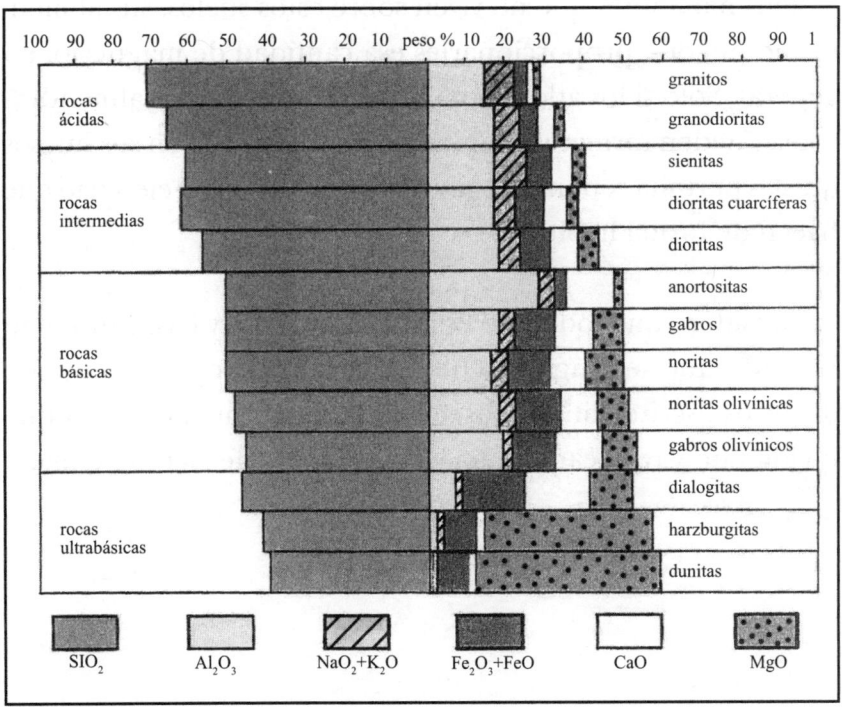

Composición química de los principales grupos de rocas ígneas intrusivas (modificado de Daly y Schneiderböhn).

en los granitos, el magnesio solo aparece prácticamente, en las micas negras de las biotitas.

Es decir, en esos pueblos africanos sus habitantes desde niños están tomando alimentos ricos en magnesio con el que forman sus reservas, principalmente en el periostio del hueso, reservas que pueden movilizar cuando hacen un gran gasto de este elemento.

A los habitantes que no viven sobre estos suelos, sus alimentos no pueden proporcionarles esa cantidad de magnesio, en general. Solo si los atletas toman muchísimo cacao, almendras y soja pueden formar un capital de este elemento en sus huesos que les permita reponer el gasto que les supone el ejercicio que hacen de forma habitual.

Considero que todo esto es importantísimo y hasta ahora no he leído que se tenga en cuenta. De ahí la reproducción de distintos escritos míos aparecidos en otros medios, para que incidiendo y recalcando una y otra vez, quede claro el tema.

PARTE I.
EL MAGNESIO. CONCEPTO Y NECESIDADES

LOS ATLETAS Y EL MAGNESIO

Las personas que acostumbran a hacer ejercicio físico prolongado saben que la falta de potasio en el músculo provoca calambres; pero casi nadie les ha explicado que la falta de magnesio también. ¿Por qué? Porque, cuando el músculo se contrae, sale del mismo potasio y entran sodio y calcio. Es decir, en el músculo contraído sobran estos dos cationes y falta potasio; ahora sabemos que para conseguir que entre este último y saquemos el sodio y el calcio, interviene el ATP (adenosíntrifosfato), que es magnesio dependiente para poder actuar, hasta el punto de que hay químicos que escriben MgATP.

Pero el magnesio, junto con el ATP, no solo interviene en los músculos del aparato locomotor, sino también en los de las paredes arteriales y en el músculo cardíaco. En consecuencia, el déficit de magnesio no solo provoca calambres, sino también un estrechamiento en las arterias y una arritmia en el corazón; y esto que escribo aquí no se explica con claridad a los atletas y los deportistas.

Pero no hemos hecho más que empezar: el magnesio también interviene en el ciclo de Krebs, para entrar en el mismo el acetil-coA y en cuatro pasos más. Es decir, en el proceso de obtención de energía para movernos, el magnesio tiene un papel importantísimo, que yo tampoco he visto o leído que se explique a las personas que hacen deporte.

Y sigamos, también interviene en el trabajo del sistema nervioso; en la formación de neurotransmisores, en el restablecimiento del potencial de membrana y en el mantenimiento del potencial de acción.

Aún no hemos acabado: en la fabricación y la reparación de los tendones, cartílagos, ligamentos y tejidos en general el magnesio interviene en la formación del mensajero, en tres pasos del enlace peptídico y en la estabilidad de los ribosomas.

Todo esto es suficiente para que ustedes piensen por qué no se explica mejor el papel de este elemento tan importante para el atleta, que a lo largo de su ejercicio va perdiendo con la orina y el sudor. Y tengan en cuenta que nuestros alimentos cada vez son más pobres en este mineral, ya que las explotaciones agrícolas en las que no hay ganado, llevamos más de setenta años abonando con nitrógeno, fósforo y potasio fundamentalmente, y la mayoría de los suelos europeos y del centro y el este de América son suelos formados principalmente por silicatos de sodio, potasio y calcio.

Ahora fijémonos en un hecho muy muy llamativo. ¿Quiénes son los atletas que ganan las competiciones de fondo? Los etíopes y kenyatas, pero entre estos son específicamente los que viven en el Rift, en la herida de África, que está formada por cadenas de volcanes que durante siglos y siglos vomitaron cenizas que constituyen sus suelos y también el limo que arrastra el Nilo Azul que hace que las tierras de Egipto fertilizadas por el mismo, sean las más feraces del mundo. Y ese hecho, precisamente ese, es lo que hace que los suelos de esa zona, al ser cenizas muy abundantes en magnesio, ofrezcan a esos pueblos alimentos muy ricos en este elemento; también sabemos que este se encuentra sobre todo en las semillas, que son un alimento básico de las etnias que baten todos los récords en las competiciones más duras.

Tengan en cuenta que desde su infancia los etíopes y los kalenjin están tomando alimentos muy ricos en el mineral que nos ocupa, con lo que están formando un capital de reservas del mismo, en el periostio principalmente, al cual puede su cuerpo pedir magnesio cuando se ha gastado el que tenían en la sangre, con el sudor y en la orina. En cambio, los atletas de piel clara que no tienen esas reservas, si llegan a un punto en que casi han agotado el magnesio de su organismo, tienen calambres y contracturas y en los casos más graves se puede producir la muerte súbita, que suele ser por arritmias o una causa calificada como «no especificada» en las personas que no tienen un problema cardiovascular.

EL MAGNESIO Y EL COLÁGENO EN EL CUERPO HUMANO

Importancia en los deportistas

El colágeno constituye el 38% de la proteína total del cuerpo humano, lo que nos indica que con una enorme diferencia es la más abundante en nuestro organismo y también sabemos que en los animales superiores.

Forma los huesos, los cartílagos, los tendones y los ligamentos, lo que significa que toda la proteína del esqueleto es colágeno; aunque en los ligamentos hay una parte de elastina, los aminoácidos de esta son los mismos que los del colágeno.

Los monómeros, o moléculas sencillas de colágeno, dejan unos huecos en los que se coloca el fosfato cálcico en los huesos y el condroitín sulfato en las articulaciones; los tendones son haces paralelos de colágeno.

Pero además esta proteína abunda en las paredes del tubo digestivo y de los vasos sanguíneos; por ello cuando hay una artrosis muy avanzada, salen hematomas con facilidad y suelen presentarse problemas digestivos de todo tipo, incluido en ocasiones divertículos de colon, como consecuencia de que las paredes de ese intestino no tienen la consistencia deseable.

Además, hay colágeno en la córnea, en las encías, en la piel y cuero cabelludo y precisamente el deterioro o la mejoría en estos tejidos se aprecia más rápidamente que en el esqueleto.

El traer a cuento todo esto nos recuerda la importancia que tiene el reparar o no el desgaste de este proteína, que no solo está implicada en el buen estado del esqueleto, sino también en algo tan importante como es mantener jóvenes la piel, las paredes de los vasos sanguíneos, del tubo digestivo y todos los etcéteras que quieran colocar después de haber leído lo anterior.

Una vez que hemos repasado la importancia de poder formar colágeno. Hemos de tener en cuenta la singularidad de esta proteína, que es la única en la que el 60% de los aminoácidos que la componen, son solo tres. Es decir, más de la mitad de los aminoácidos que forman el colágeno son: la glicina o glicocola, la prolina, la lisina y sus derivados hidroxilados.

Entonces, si queremos que nuestro organismo lo forme, el ideal es tomar colágeno y, de hecho, cuando yo era niña, a diario en la comida había una sopa en la que durante horas se habían cocido huesos; en casa ponían rodilla de ternera y cuando se mataban pollos, sus patas peladas de la piel amarilla y cortadas las uñas. Es decir, se tenían unos conocimientos basados en la experiencia, de que era conveniente tomar colágeno en las sopas o de platos como las «manitas de cordero» o patas de cerdo, o los callos a la madrileña.

Estas comidas no eran caras, pero requieren pasar tiempo en la cocina que es algo de lo que no disponen las mujeres que trabajan fuera de casa y, además, a fuerza de no hacerlas, se han perdido recetas culinarias que dominaban nuestras madres y abuelas.

Y ahora viene la gran pregunta: ¿Por qué nuestros productos llevan magnesio? Porque es imprescindible en la formación de proteínas y los alimentos actuales cada vez nos lo ofrecen en menor cantidad, debido en gran parte al abonado que mayormente se usa en las explotaciones agrarias que no tienen ganado y que devuelve a los suelos el nitrógeno, el fósforo y el potasio. Este abonado no es malo, pero sí incompleto, pues sabemos que las cosechas extraen de promedio 20 kg de magnesio por hectárea y año y, al no devolverse ese elemento a los suelos de labor, cada vez estos son más pobres en el mismo y, en consecuencia, los alimentos que en ellos se producen.

Este olvido nos está pasando factura por lo que diré: el magnesio interviene en el trabajo mental y su deficiencia produce ansiedad y un nerviosismo que no se sabe a qué achacar, que se presenta también como una intranquilidad y un desasosiego, que impide tener la cabeza despejada, afectando a la retención de lo que se estudia y a la memoria y la persona afectada advierte que han disminuido notablemente sus reflejos y su atención.

Muchos niños considerados como «nerviosos» son hijos de madres que tuvieron deficiencia de magnesio en el embarazo y los médicos no supieron detectar que los calambres y las contracturas que padecían estaban señalando una falta de este elemento.

Además de lo explicado, el magnesio es fundamental para introducir de nuevo en la célula el potasio que ha salido en la contracción muscular. Todo el mundo habla de este elemento cuando hay contracturas, tics y calambres, pero yo nunca oigo explicar que para introducir el potasio en la célula además del ATP interviene el magnesio y que las bombas de la membrana que utilizan el complejo MgATP no funcionan si la concentración del ión magnesio no es la correcta, por lo que además de contracturas, en el músculo cardíaco puede producirse una fibrilación que conduzca a la muerte. Sé que lo que afirmo es muy categórico decirlo, pero a mí me extraña mucho que no se hayan dedicado los médicos a estudiar estos temas. Por ejemplo, según Burton Altura, el 30-40% de las muertes súbitas que se producen en los deportistas se deben a déficit de magnesio y yo comparto este criterio.

Me explico: hemos visto caer en poco tiempo a cinco futbolistas de Primera División, que son personas cuya salud y estado de su corazón ha sido controladísimo. Por otra parte, en Estados Unidos se han estudiado las muertes de 28 maratonianos que se han producido en diez años desde el 2000 al 2009, y se ha visto que en los mayores de 45 años, en el 93% la causa era un infarto; pero en los menores de esta edad, el motivo no ha podido esclarecerse y se apunta como un paro cardíaco por causa no especificada.

Yo digo que deben mirar la concentración de magnesio en la sangre, que por cierto suelen darse mal los límites, ya que se admite como correcto de 1,6 a 2,6 miligramos por cien centímetros cúbicos, cuando en realidad solo está bien de 2,2 a 2,6. Es más, a 1,4 puede producirse la muerte súbita y fíjense que, dando como buena la medida de 1,6 miligramos por 100 c.c., qué cerquita se está de tener un problema serio.

A todas las personas que están involucradas en acontecimientos deportivos, ¿no les extraña que sean etíopes, keniatas o ugandeses los que ganan en las competiciones en que se necesita una gran resistencia? Si se usa la lógica y el sentido común, tenemos que pensar que hay «ALGO» en la alimentación de estos atletas que no se encuentra en la misma medida que en la de los países que consideramos adelantados y yo les doy la respuesta: los suelos de Etiopía, Kenia y Uganda están formados por cenizas volcánicas muy ricas en magnesio y los alimentos que se obtienen en esos países contienen este nutriente en mucha mayor medida que los abonados con nitrógeno, fósforo y potasio y, en consecuencia, las *reservas en magnesio* de estos deportistas son las idóneas para poder liberarlo a practicar el deporte, ya que este se utiliza:

a) En la relajación muscular y por tanto también en que no se produzcan contracturas que estrechen las arterias como asimismo en el trabajo del corazón.
b) En la obtención de energía en el ciclo de Krebs.
c) En el trabajo mental, y el gasto es mucho mayor con sobrecarga de estrés.
d) En la reparación de todos los tejidos y, en consecuencia, tanto los tendones, cartílagos y huesos, como todos los músculos.

Y después de usar el sentido común, si consultan la Bioquímica, verán cómo ustedes me dan la razón.

Además, opino que debe mirarse la tasa de ión Mg++ al acabar la carrera, pues es entonces cuando en realidad se sabrá si los corredores a lo largo de toda ella han dispuesto del magnesio necesario para la relajación muscular, para el ciclo de Krebs, para el gasto que supone el gran estrés que sufren y luego, para la reposición del desgaste de sus articulaciones.

KENIA Y LOS KALENJIN

Kenia, junto con Etiopía, es el país que domina en las pruebas atléticas de fondo en las olimpiadas y en los mundiales de atletismo.

Kenia tiene una extensión de 580.000 km² y cuarenta millones de habitantes. Está habitada por diversos grupos étnicos y conformada en ocho territorios administrativos. Como Etiopía y Uganda está atravesada por el Rift, que es una zona de divergencia de la corteza terrestre en la que hay una separación de las placas tectónicas y una actividad volcánica recurrente como así mismo de terremotos. Pues de esa zona del Valle de Rift es de donde proceden los kalenjin, que es la etnia principalmente implicada en los éxitos de los atletas keniatas.

Como es natural, se ha estudiado desde diversos puntos de vista, cuál o qué puede ser el origen de sus asombrosos éxitos: se ha tenido en cuenta que viven a una altitud en la cual, naturalmente, aumenta el hematocrito y la hemoglobina de su habitantes, también las características de su cuerpo que es ligero, pero con un esqueleto más denso de lo corriente y una capacidad pulmonar menor que la de otros corredores, lo cual resulta paradógico.

Se ha estudiado su alimentación y sabemos que ingieren 56 Kcal por kilogramo de peso, contra 44 Kcal de los corredores blancos. Que las proteínas constituyen el 14,5 % de las calorías que ingieren a diferencia de 18% de los de piel clara. Que su dieta se basa en cereales, legumbres, leche, pollo y algún huevo y que comen muchas bananas, que son ricas en potasio; también se sabe que no abandonan su alimentación habitual cuando llegan a la élite.

De los cuarenta millones de habitantes que tiene Kenia solo son kalenjin 4,5 millones, y, sin embargo, en la maratón de Londres los tres corredores que representaban a su país, Mutai, Kipsang y Kirui pertenecen a esa etnia que, no olvidemos, es la que vive en el Rift, en la herida de África por donde sale a la superficie el magma interior de la tierra en forma de basalto y sobre todo en esa zona, en forma de cenizas que no olvidemos son el famoso «limo fertilizador» que el Nilo Azul aporta a Egipto y que hacía que sus suelos fueran los más fértiles del mundo. (Ahora esas cenizas volcánicas se quedan en el pantano de Asuán.)

¿Y cuál es la composición de esas cenizas? Aquí les doy la media del manto terrestre:

O-44,8%; Si-21,5%; Mg-22,8%; Fe-5,8%; Al y Ca-2%; Na-,3% y K-0,03%. Observen la riqueza en magnesio en los suelos de origen volcánico y tengan en cuenta que, si además estos son cenizas, las partículas de roca o minerales tienen un diámetro inferior a dos milímetros, lo cual hace que sus componentes sean fácilmente asimilables por las plantas y, en consecuencia, los alimentos de esa región son ricos en magnesio. Recuerden que en la dieta de estos atletas entran muchas semillas que constituyen la parte de las plantas en las que se encuentra la mayor cantidad de este elemento, que, insisto, interviene de una manera fundamental en la penetración del potasio en el músculo para conseguir su relajación; tengan en cuenta que cuando este se contrae, entran sodio y calcio y sale potasio y para que se relaje es preciso introducir el potasio y sacar el sodio y calcio. Lo que yo encuentro extraño es que se habla mucho del potasio, pero los médicos en general nunca explican que para conseguir que vuelva al interior del músculo, intervienen el fósforo, en el que son ricas las semillas, y el magnesio, en el que lo son los cultivos del Rift africano.

En cambio, los suelos del SIAL o corteza terrestre están formados fundamentalmente por aluminosilicatos de potasio, sodio y calcio. En contraposición a los del SIMA que son silicatos ricos en hierro y sobre todo en magnesio y a ello alude su nombre Si (Sílice) y Ma (Magnesio). Pero, como he explicado tantas veces, el magnesio además de en la relajación muscular, interviene en varios pasos del ciclo de Krebs; es decir, en la obtención de energía para movernos. Pero este elemento también es necesario en el trabajo mental que es importantísimo para resistir pruebas tan duras y sostenidas y, como llevo años diciendo, y no me canso de repetir, en la formación y reparación de todas las proteínas y por tanto de todos los tejidos de nuestro cuerpo.

Volviendo a los números, nos encontramos que los Kalenjin que representan el 0,05% de la población mundial, ocupan el 40% de los puestos en el *ranking* de honor en las pruebas mundiales de fondo y medio fondo.

Tengan también presente que esta población padece muy pocas enfermedades cardiovasculares.

Y si, continuando por el valle del Rift, llegamos a Etiopía (antes Abisinia), nos encontramos con el primer atleta africano que gana la maratón en los juegos olímpicos de Roma en 1960; su nombre, Abebe Bikila, se hizo conocidísimo en todo el mundo porque además corrió descalzo. De este país es también el 25 veces récordman mundial Gebrselassie y otros etíopes que, junto con los keniatas en el año 2012, reúnen 161 medallas entre Olimpiadas y Mundiales de Atletismo y yo me pregunto: si sabemos o debemos saber que el magnesio tiene un papel tan importante en el trabajo muscular, en el trabajo mental y en la reparación del desgaste de todos los tejidos, ¿cómo es posible que a nadie se le haya ocurrido mirar la concentración de este elemento en la sangre de los atletas y, sobre todo, en la sangre de los que mueren o se desvanecen repetidamente en las pruebas?

Porque, aunque en 10 años, desde el 2000 al 2009, han muerto 28 corredores en las maratones celebradas, en el 40% no se determinaron las causas del fallecimiento y no tenemos noticia hasta el día de hoy de que entre los caídos en la competición haya ninguno que viva en el Rift africano, a pesar de que además son los plusmarquistas, es decir, los que hacen mayores esfuerzos en la carrera.

Usen el sentido común y repasen despacio todo lo que digo en este libro y creo que llegarán a la misma conclusión que yo: es el *magnesio* el factor que no han tenido en cuenta, el que permite a los habitantes de esos países ganar las competiciones que exigen un gran desgaste, porque tienen bien sus reservas de este elemento que se han ido formando con una alimentación rica en el mismo y que de un modo natural provee a sus habitantes.

Reservas de magnesio y alimentación: diferencias entre los kalenjin y los masai

Las reservas de magnesio en el cuerpo humano están en el periostio del hueso, es decir, la membrana que lo recubre y se forman con el que tomamos, cuando la concentración de ión magnesio en sangre es suficiente para cubrir las necesidades de nuestro organismo y en consecuencia, cuando tomamos alimentos ricos en magnesio y sabemos que con una gran diferencia, estos son *las semillas*.

Por otro lado, recordamos y volveremos a ver que el magnesio se gasta en grandes cantidades: *a)* en la relajación muscular del aparato locomotor, de las túnicas arteriales y del músculo cardíaco, *b)* en la obtención de energía a partir de la glucosa en el ciclo de Krebs, *c)* en el trabajo mental y más en situaciones de estrés tanto físico como síquico, y *d)* en la reparación de todos los tejidos.

De todo lo dicho (y que tantas veces repito) en las carreras de larga distancia, es importantísimo tener *un capital magnesiano de reserva* que se haya ido haciendo a lo largo de la vida, y no vale solo tomar magnesio hoy o mañana. Es haberlo hecho siempre, a lo largo de la niñez y juventud y siguiendo toda la vida. ¿Y cómo puede conseguirse este capital? Comiendo a base de semillas fundamentalmente, que es lo que hacen los etíopes de la región de Oromia y los kalenjin, que se alimentan a base de fríjoles y maíz, o los que hacemos la dieta que podemos llamar occidental, tomando suplementos de magnesio.

Teniendo esto en cuenta, entendemos algo que parece que no se preguntan los estudiosos de las características físicas y sociales de estos pueblos, que también tienen los masai, pero ¿qué comen estos? Fundamentalmente: leche, sangre y carne. No son agricultores, pues su religión les dice que la madre diosa tierra no debe ser herida por la reja del arado. Y tengan en cuenta que la sangre es la parte del cuerpo humano[1] en la que la concentración de magnesio es menor; en el suero la cantidad de ión Mg++ es de 1 milimol, mientras que en el interior de las células, es de 10 milimoles. Traducido a medidas más fáciles de entender para alguien ajeno a la química, serían 2,4 miligramos por 100 cm^3 y 24 miligramos en el interior celular (sería en la carne), y 12 miligramos en la leche; pero algunas semillas contienen un promedio de 230-250 miligramos por 100 gramos y fundamentalmente estos alimentos son los que consumen en mayor medida los etíopes y los kalenjin que ganan las competiciones de fondo y medio fondo.

Es decir, los masai comen corrientemente alimentos que contienen 12 y 24 miligramos de magnesio en la leche y en la carne y solo 2,4 en el suero de la sangre; y los etíopes y kalenjin se alimentan en gran medida con semillas con unos 240 miligramos por 100 gramos.

Esta es, a mi criterio, la gran diferencia que marca el hecho de que los masai, que también viven a gran altura, entre los mil y mil ochocientos metros de altitud según algunos datos, no den

---

[1] Supongo que en los animales superiores ocurre lo mismo.

los corredores de fondo que son los que comen semillas y que desde niños se están haciendo un gran capital en el periostio que podrán ir liberando a medida que van consumiendo el contenido en sus tejidos y suero durante las grandes competiciones.

¿No es cierto que es muy llamativo que unos gigantes con las piernas larguísimas y delgadas como son las de los masais, no se dediquen a hacer carreras? Yo les digo, para competiciones de fondo es preciso tener muchas reservas de magnesio, y estas solo pueden hacerse comiendo muchas semillas ricas en este elemento o con suplementos del mismo.

Piensen en el tema, estúdienlo, y verán cómo me dan la razón.

NUTRICIÓN EN EL DEPORTE

El movimiento en el cuerpo humano supone gastar *Joules* (julios), es decir, energía mecánica y estos se obtienen en la combustión de la glucosa primero, y, si esta se ha gastado, de las grasas, después.

La glucosa está en las frutas (y de ahí el interés de tomar sus zumos) y se obtiene en la digestión del almidón que es el componente principal de la pasta, el arroz, las patatas, el pan, los boniatos... y similares; ahora bien, como la digestión lleva un tiempo, normalmente se recomienda tomar una comida a base de macarrones, espaguetis o arroz, unas horas antes de hacer el ejercicio.

De hecho, cada deportista sabe cuándo, cuánto y qué debe comer para tener un buen rendimiento: lo que hasta ahora no se ha explicado bien, ni se ha tenido en cuenta en general, en las bebidas que se toman para reponer los electrolitos que se pierden en las competiciones más duras, es el magnesio. Y mi papel es avisar de que además de sodio, potasio y calcio, con el ejercicio también perdemos este elemento, el magnesio, por lo que tiene un gran interés conseguir un capital de reserva del mismo, para que podamos movilizarlo en el momento oportuno.

Debe recordarse que además de minerales, también con el ejercicio prolongado perdemos vitaminas hidrosolubles, que son la C y las ocho del complejo B, por lo que además de los típicos zumos de frutas que contienen la primera, es muy interesante añadir levadura de cerveza a la dieta del deportista, ya que en la actualidad no es habitual comer hígado o sangre frita, que son otros alimentos muy ricos en las vitaminas de grupo B; precisamente estas son muy importantes en la combustión de los hidratos de carbono, las grasas y en el trabajo del sistema nervioso.

PARTE II.
EL MAGNESIO EN EL DEPORTE

PARTE II.
EL MAGNESIO EN EL DEPORTE

INTRODUCCIÓN

El tema al que alude el título del libro ya está tratado por mí anteriormente en distintos escritos, pero, dada la importancia y la preocupación que se ha originado con la muerte de muchachos jóvenes y sanos, sobre todo futbolistas, que son los más conocidos, en las últimas décadas he pensado que vale la pena recoger lo que ya había dicho hasta ahora, en una obra dedicada fundamentalmente a este tema.

¿Por qué cada vez mueren más deportistas jóvenes que están sanos? Ese es el *quid* de la cuestión, porque estos muchachos están constantemente sometidos a revisiones y, para contratarlos y que jueguen, se examina y se estudia muy bien si están capacitados para realizar las carreras y los esfuerzos que les exige su profesión.

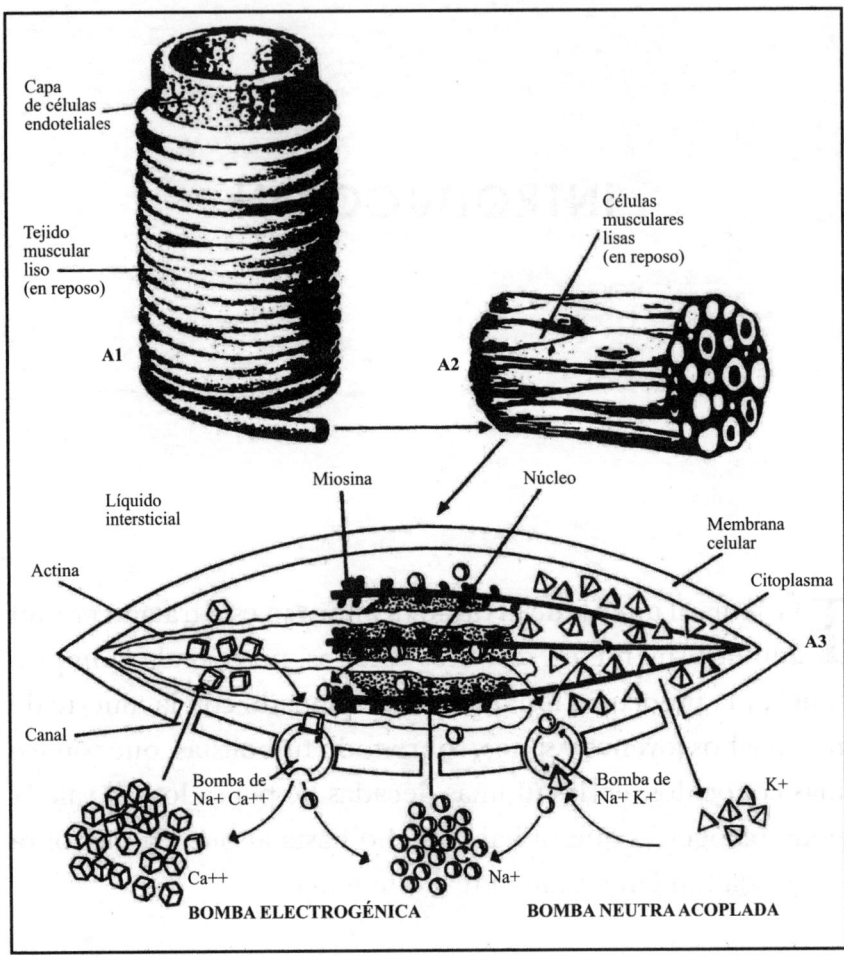

Tensión normal.—Las bombas regulan las concentraciones de sodio, potasio y calcio. Cuando las bombas de sodio, potasio y la de calcio funcionan bien, la concentración de potasio es mayor en el interior celular que en el medio exterior. La entrada de potasio en la célula, contra un gradiente de concentración, se consigue gracias a la energía del ATP que es magnesio-dependiente. Es decir, la bomba funciona gracias a la acción del complejo Mg-ATP.

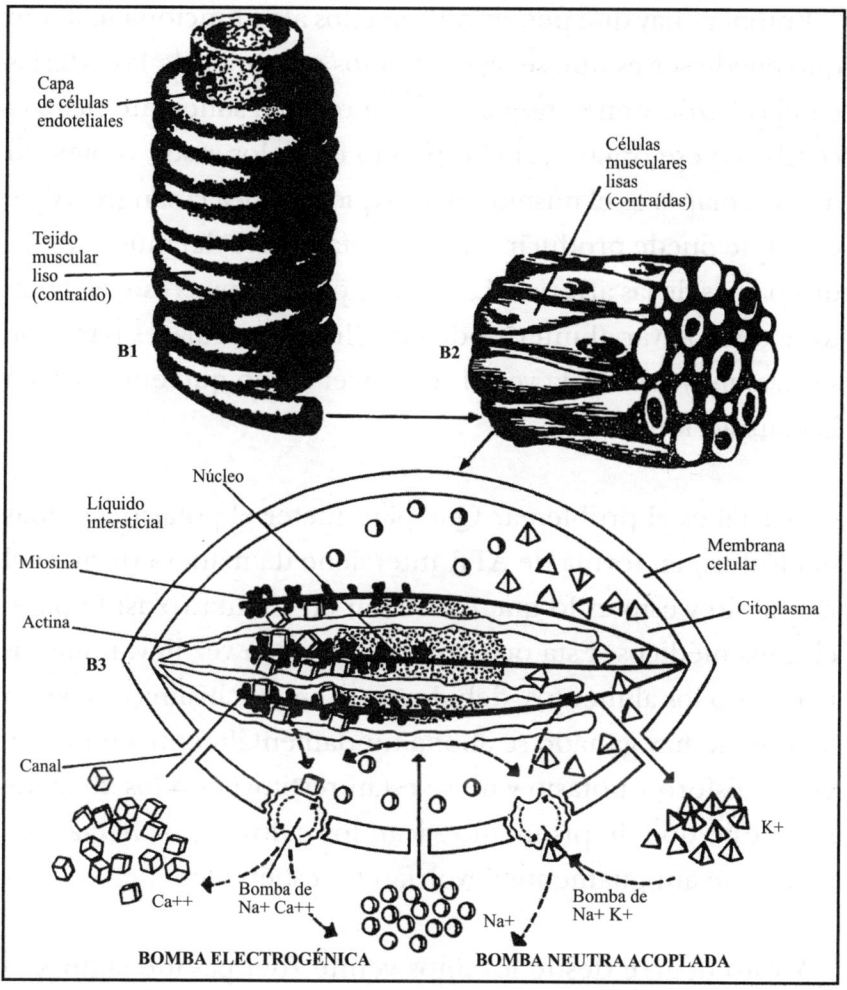

Hipertensión.—Las bombas no funcionan bien y se acumulan el sodio y el calcio en el interior de la célula y, en cambio, se escapa el potasio de la misma. Cuando esto ocurre, la actina queda imbricada con la miosina y la fibra muscular contraída en consecuencia.

Este agarrotamiento de la túnica muscular es la causa de la hipertensión en muchas personas. En ellas el mal funcionamiento de las bombas, según recientes estudios, es debido a un déficit de magnesio.

Entonces hay que pensar que en ellos algo funciona mal, y lo que puede ser es que se agarroten los músculos de las arterias o del corazón y en consecuencia no reciban suficiente riego el cerebro o ese órgano, si el espasmo es en los vasos, o bien, lo que se colapsa es el mismo órgano que bombea la sangre. ¿Qué es lo que puede producir este agarrotamiento del músculo cardíaco o los de las arterias? La falta de potasio, pues este elemento se debe llevar al interior de las células musculares para que se relajen, y sacar a la vez el sodio y el calcio que entraron en la contracción.

¿Y cuál es el problema? Que para meter el potasio, además del fósforo en forma de ATP, interviene de manera decisiva el magnesio y esto es lo que no tienen en cuenta (o así lo parece), los médicos. Está ocurriendo que cada vez llevan menos magnesio los alimentos, debido a que en muchísimas zonas en las que no hay ganado se abona fundamentalmente con nitrógeno, fósforo y potasio y no se están restituyendo los 20 kg de magnesio que de promedio sacan los cultivos por hectárea y año y que antiguamente devolvían los estiércoles.

Y esto ocurre desde los años veinte (del pasado siglo xx) en Alemania, Francia, Estados Unidos, etc. Y desde los años cincuenta aproximadamente en España. Los alemanes ya se están percatando del problema como asimismo los franceses y americanos y los laboratorios alemanes Altana añaden ya magnesio a catorce de los medicamentos que fabrican y en Francia y Estados Unidos se ofrecen distintos complementos dietéticos que contienen este elemento-alimento.

¿Y en España? Puesto en negro sobre blanco en un libro que escribió un conocido nutricionista en 1988 decía:

«...La deficiencia de magnesio es muy poco frecuente en la especie humana en contra de lo que pueden hacer creer ciertas afirmaciones indocumentadas...

»...No hay justificación alguna para creer que la deficiencia dietética constituye un problema en las poblaciones de los países desarrollados. Tampoco la hay para atribuir al magnesio virtudes curativas que irresponsablemente se le han adjudicado...»

Como yo era la indocumentada e irresponsable, que además lo sabía por cintas tomadas en sus charlas que me mandaban algunas personas, se me barrió de todos los debates que, relacionados con la alimentación, se celebraron en aquella época.

Pero nos encontramos además con la situación de que en una entrevista hecha en España, la doctora Carmen Sandi, directora del Laboratorio de Genética de la Conducta, del Brain Mind Institute, de Lausana, en junio de 2009, cuando le pidieron un consejo para un mal estudiante, respondió: «Primero, que descubra si hay alguna deficiencia o exceso que rompe su homeostasis, su equilibrio». En este sentido me interesan las deficiencias de magnesio. Creo que son reveladoras a menudo.

Entonces voy a intentar desarrollar de manera que sea fácilmente entendible el problema, o mejor dicho los problemas, que están ocasionando esa disminución continuada de la cantidad de magnesio que contienen los alimentos.

Dado que el tema fundamental del libro son las muertes súbitas, vamos a explicar cómo funcionan los músculos desde su vertiente química.

CONTRACCIÓN Y RELAJACIÓN MUSCULAR

En los músculos hay unos filamentos llamados *actina* y *miosina* que se deslizan unos entre otros cuando se contraen, y entonces se acortan y se hacen más gruesos. Para relajarse, deben separarse los filamentos, y es cuando se alargan y adelgazan. En cierto modo, es como si teniendo los dedos entrelazados, acercásemos y separásemos las manos.

Cuando el músculo se contrae, sale potasio y entran sodio y calcio. Para que se relaje, debe entrar el potasio y salir el sodio y el calcio por unos canales a través de los cuales circulan. Este trabajo se realiza con el concurso del ATP, que es capaz de proporcionar la energía para llevar potasio al interior celular y sacar el sodio y calcio, y ello se realiza contra un gradiente de concentración; es decir, hacer lo contrario de lo que normalmente sucede en la Naturaleza.

Pues bien, y aquí creo que viene el fallo principal de los expertos en el tema, *el ATP es magnesio dependiente*, hasta el punto de que según algunos autores debiéramos escribir Mg ATP.

Esto está explicado ya en 1974 en Lehninger y por lo que se ve, nadie lo tiene en cuenta entre la clase médica y, como iré desarrollándolo, verán que cada vez disminuye en mayor medida la ingesta de magnesio y a la vez aparecen más frecuentemente las muertes repentinas en jóvenes sanos y también problemas de tendones, cartílagos y huesos, en personas que en teoría están bien alimentadas.

En la sangre hay iones sodio Na+ y calcio Ca++; las crucecitas nos indican que los iones sodio tienen una valencia positiva y los iones calcio dos.

En el interior celular predominan los potasio K+ y magnesio Mg++ que, como los anteriores, son monovalentes los primeros y divalentes los segundos. Ahora bien, el conjunto del interior celular es negativo frente al exterior, habiendo una diferencia de potencial eléctrico de unos setenta milivoltios.

Cuando se produce la contracción, con la intervención del ATP y el calcio, se anula la diferencia de potencial entrando desde la sangre al interior iones calcio y sodio y saliendo al exterior los potasio. Para restablecer la diferencia de potencial y que el músculo se relaje, hemos de sacar los iones que han entrado e introducir el que ha salido.

Todo el mundo sabe que la falta de potasio produce calambres y contracturas, y es muy corriente que a la persona que los sufre se le recomiende tomarlo. Lo que ya no es tan conocido es el mecanismo que realiza estos trabajos.

En el músculo hay una bomba para sacar el calcio hacia la sangre que en algunas personas de Canarias se sabe tiene algún defecto congénito y han sufrido por ello muertes repentinas en jóvenes de la familia. Esa bomba de calcio está accionada por el ATP y se la calificó como «electrogénica», porque se creía que era la que sacando calcio creaba la diferencia de potencial eléctrico.

Además, hay otra bomba para sacar el sodio a la que se llamó «neutra-acoplada», porque se pensaba que sacaba un ión sodio y metía uno potasio. En la actualidad sabemos que por cada dos potasio que mete, saca tres iones sodio; en consecuencia, también ayuda a crear la diferencia de potencial que debe existir entre la célula y el medio que la baña. En Barcelona hay unos médicos que han descubierto que hay personas que tienen un defecto genético en los canales de sodio.

Pero es fundamental tener en cuenta que «todo trabajo gasta una energía» y en nuestro caso tenemos que meter potasio, donde su concentración es mayor y transportar sodio y calcio donde hay más; es decir, lo contrario que hace la naturaleza en los procesos osmóticos. Pues bien, la energía para realizar estos trabajos —que van en contra de lo que se haría naturalmente—, la da el ATP o adenosín trifosfato que es una molécula capaz de ceder energía y que junto con otras como el GTP o el UTP... es decir, los nucleósidos di y trifosfatos fueron llamados de «alta energía» y lo que hacen es ceder energía en su hidrólisis, pasando el ATP a ADP o adenosín difosfato.

Bien, sabemos esto, pero ya he dicho que en 1974 en el Lehninger podemos leer que el ATP es magnesio dependiente hasta el punto de que debiéramos escribir Mg-ATP. Para que puedan encontrarlo con facilidad está en las páginas 656 y 657.

Y eso, precisamente eso, es lo que al parecer no tienen en cuenta los médicos; que para que podamos meter el potasio en el interior celular debemos tener una correcta concentración de magnesio.

¿Y qué es lo que está pasando? Que en las fincas agrícolas cada vez vamos en mayor medida a la especialización en los cultivos, porque la mecanización lo exige y así como en algunas masías que conozco de la provincia de Girona ha sucedido, supongo ha pasado igual en las del mismo tamaño de otros lugares. Nosotros teníamos: cereal, forrajes, una docena de vacas lecheras, otra de terneros de engorde, algunos cerdos, gallinas, conejos, un caballo y varios mulos para sacar los árboles del bosque. Hoy solo cultivamos avellanos y un poco de cereal en parcelas que no llegamos a plantar y todas las labores se hacen con maquinaria agrícola.

Otros vecinos tienen frutales y algo sembrado. Ya no tienen animales, solo tractores e implementos agrícolas.

De hecho, cuando abonábamos con estiércol, en los años cincuenta del pasado siglo, además no había inodoros en las casas rurales, de manera que las deyecciones de las personas iban a sumarse al estiércol de la cuadra y también lo aumentaban con hojas que se recogían en el bosque. Es decir, había un círculo cerrado: suelo-cosechas-ganado-humanos estiércol-suelo y los minerales que sacábamos de la tierra volvían a la misma en gran parte, con lo que se consumía en la finca de la misma finca, y también con los que provenían de la alfalfa que comía el ganado y otros alimentos que se compraban.

En zonas de secano con pocos animales y terrenos poco fértiles estos se dejaban sin cultivar cada dos años o según las costumbres del lugar; en ocasiones se sembraban leguminosas como los altramuces que además de enriquecer los suelos en nitrógeno, por la acción de las bacterias radicícolas, también lo hacían en materia orgánica. Es decir, además de con el estiércol, en los suelos se fomentaba el aumento de los minerales liberados por la meteorización de las roca en los barbechos o con prácticas bien conocidas desde antiguo, como la de sembrar leguminosas.

Pero en el siglo XX los alemanes descubrieron el método de sintetizar amoníaco a partir del nitrógeno atmosférico y del hidrógeno obtenido por electrólisis del agua (método Haber) y en 1917, Bosch ya había conseguido unos aceros que permitían fabricarlo a nivel industrial y así se obtuvo el primer abono «químico» de la historia; recogiendo el amoníaco en ácido sulfúrico diluido, los agricultores tuvieron a su disposición el sulfato amónico. A este siguieron los superfosfatos, el sulfato potásico y los abonos complejos.

Resultado: se podía cultivar la tierra sin tener ganado.

¿Pero por qué en estos abonados que se han utilizado hace más de cincuenta años en el llamado «mundo occidental», se han olvidado del magnesio? Se lo puedo decir, porque yo lo he buscado.

En un libro de abonos publicado por la FAO hacia la mitad del pasado siglo xx, puede leerse: «En general, todos los suelos son ricos en magnesio» y yo les aseguro que eso no es cierto. Son ricos en ese elemento los terrenos oscuros de las zonas volcánicas, los dolomíticos o donde haya margas dolomíticas o micas oscuras.

La corteza terrestre tiene dos zonas, el SIAL y el SIMA. Esta última constituye los fondos oceánicos y el zócalo de las montañas, y sí, está formado fundamentalmente por silicatos de hierro y magnesio; a este alude el nombre de SIMA. Pero en los continentes los suelos son silicatos de aluminio y calcio, sodio o potasio; es decir, el magnesio no es parte fundamental del SIAL, cuyas siglas aluden precisamente al silicio y aluminio.

Estos aluminosilicatos de calcio, potasio y sodio son de color claro como ustedes abrán visto en los granitos. A veces en las rocas que forman se ven manchitas oscuras de micas de la serie de las «biotitas» que tienen magnesio; pero cuando las micas son claras como en Galicia, estas pertenecen a la serie de las «moscovitas» y no lo contienen.

Cuando las tierras son oscuras, porque son terrenos volcánicos como hay en Canarias, Madeira, Haway... Y también en Colombia, Venezuela, Perú, Chile, en el Dekán, en la India, además de todos los lugares volcánicos que ustedes conocen, fíjense que son suelos muy feraces que pueden darnos grandes rendimientos si el clima lo permite.

Por tanto, hemos de tener muy presente que hace ya más de cincuenta años estamos sacando magnesio con las cosechas, y no lo estamos restituyendo, con lo que se ha conseguido que los alimentos cada vez lleven menos cantidad de este elemento y que en consecuencia, cada vez aparezcan los problemas que origina su déficit en mayor número de personas y a edades más tempranas.

Además de los desmayos, arritmias y muertes súbitas, cada vez hay más personas con problemas de artrosis, osteoporosis, tendinitis, rotura de ligamentos, etc., causados por esa disminución de la ingesta de magnesio.

EL MAGNESIO EN EL DEPORTE

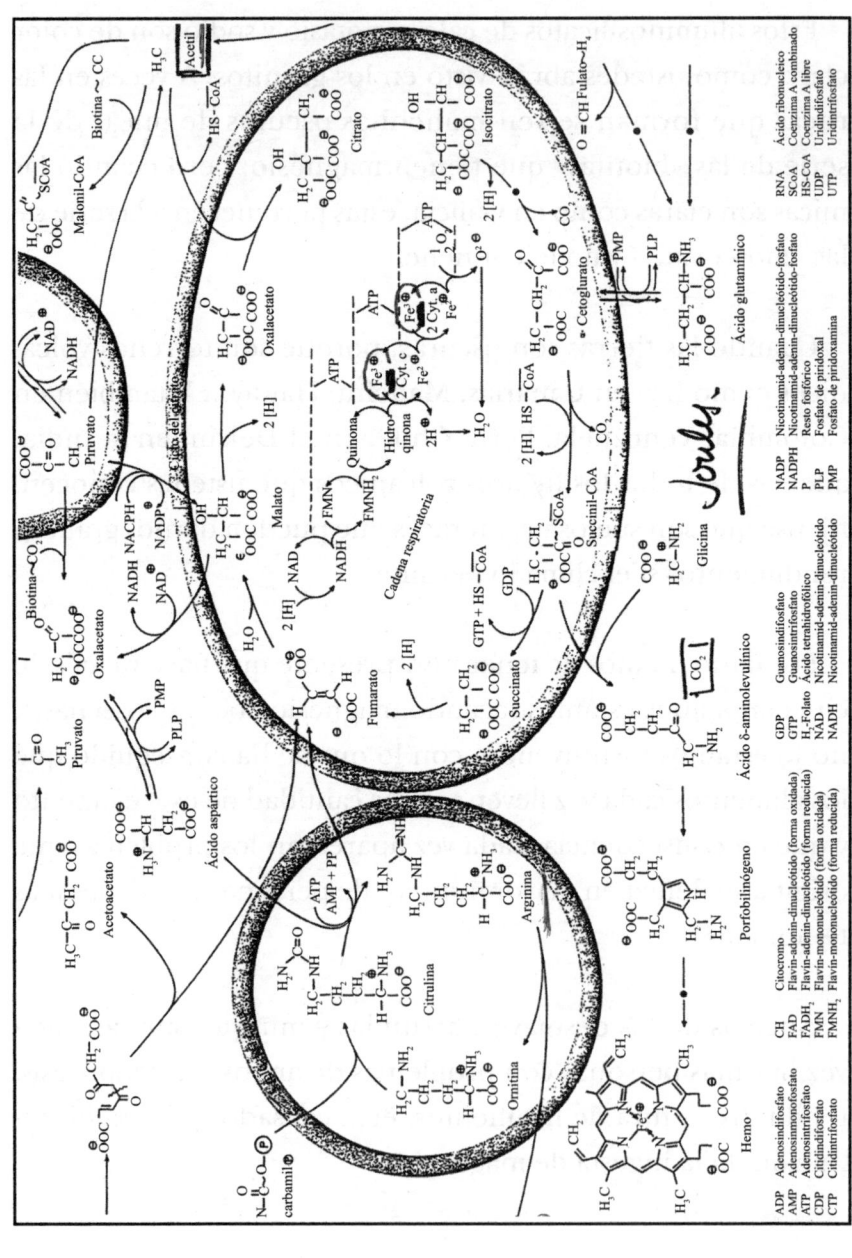

Ciclo de Krebs, Karlson, 1972.

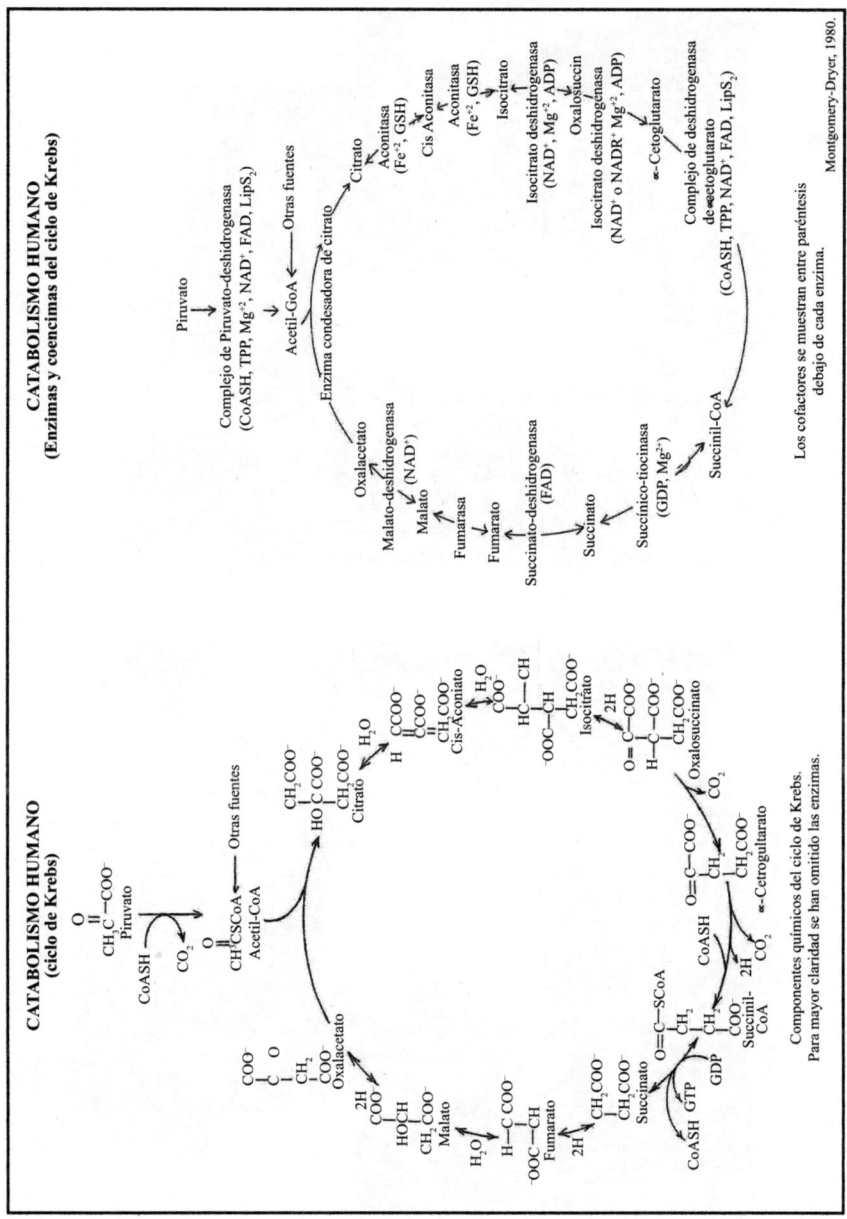

OBTENCIÓN DE ENERGÍA MECÁNICA POR EL CUERPO HUMANO (Ciclo de Krebs)

Vamos a recordar un poco de Física: la masa representa la cantidad de materia y el peso es la fuerza con la que la tierra la atrae. Cuando desplazamos un peso (es decir, nos movemos), estamos haciendo un trabajo y para realizar cualquier trabajo nos hace falta energía.

Pues bien, la energía que nuestro organismo utiliza para moverse es la que proporciona la combustión de la glucosa fundamentalmente. (En caso de que faltase, se obtiene de las grasas.) La glucosa se encuentra en las frutas, en el azúcar, en la miel y se obtiene en la digestión del almidón (pan, patatas, pasta, arroz, boniatos, castañas..., etc.). Esta molécula tiene seis átomos de carbono; con la ayuda de la insulina entra en la célula y allí sufre una serie de reacciones químicas que la transforman en tres moléculas de ácido acético. Este se une a la coenzima-A, formando el acetil-coA y este compuesto entra en el llamado «ciclo de Krebs» y en una combustión lenta, al final del mismo, obtenemos energía (Joules), anhídrido carbónico y vapor de agua, que expelemos en la respiración.

Es decir, podemos comparar a la glucosa con el petróleo y al acetil-coA con la gasolina que quemamos en el motor del automóvil.

Tengo el plano del metabolismo energético que venía con la Bioquímica de Karlson del año 1972, y entre los enzimas y coenzimas que se utilizan aparece el hierro en dos pasos. Por eso, como hace años ya se sabía que este elemento se necesita para la obtención de energía por el cuerpo humano, cuando le decía al médico del pueblo que estaba cansada, me bajaba el párpado inferior del ojo y diagnosticaba: «Tienes anemia. Come hígado y butifarra de sangre».

Pero seguimos estudiando Bioquímica, llegamos a los años ochenta del siglo XX y ¡atención!, en el Montgomery-Dryer tenemos representados las enzimas y coenzimas del ciclo de Krebs y, como siempre, en dos pasos sale el hierro y en cinco el MAGNESIO, que hasta entonces no aparecía expresada su necesidad.

Solo a partir de los años setenta conocemos las funciones que desempeña este elemento, el magnesio, en el metabolismo humano.

Obtención de energía mecánica por el cuerpo humano (Ciclo de Krebs)

Es decir, el deportista gasta mucho magnesio por el hecho de correr y moverse y también necesita mucho magnesio, como hemos explicado anteriormente, para relajar los músculos. ¿Y si tiene poco en su cuerpo? Se le pueden agarrotar incluidas las túnicas musculares de las arterias y el músculo cardíaco.

Como ven, esto que es tan fácil de entender cuando se tiene en consideración todo lo que está pasando en relación con este elemento, necesita un examen con un razonamiento que abarca distintas disciplinas: química, física, geología, agricultura, anatomía y fisiología humanas y bioquímica. Hoy en día lo que predomina es la especialización que ha llevado a conseguir maravillas, sobre todo en cirugía; sin embargo, no ha avanzado gran cosa en el tratamiento de estos temas, como tampoco en la mejoría de la artrosis, osteoporosis, tendinitis y rotura de ligamentos que son procesos que como en el que estamos tratando, lo ideal es la prevención con una dieta equilibrada y completa.

El hierro nos resultaba muy fácil de determinar en los análisis químicos: el magnesio, NO. En la mitad del siglo pasado lo que más temíamos en los exámenes de analítica era que nos pusieran este elemento que no da reacciones coloreadas, ni precipita como el calcio, el bario o el plomo y solamente, con mucha suerte y paciencia, forma como una nube cristalina con determinados reactivos. Es más, en los primeros Symposios que se celebraron sobre el mismo, en 1972 y 1976, muchas de las ponencias versaban sobre «Métodos fiables para la determinación del magnesio». Este problema es precisamente la causa del poco conocimiento que se tiene sobre su papel en la fisiología de los seres humanos y podemos decir de los seres vivos en general.

Por eso he denominado al magnesio en algún escrito mío «El gran olvidado de la Agricultura y el gran desconocido de la Medicina».

Pero bueno, justo cuando ha disminuido el aporte en magnesio de los alimentos, hemos conocido su necesidad en una concentración determinada, en más de 300 procesos enzimáticos de los seres humanos.

Es decir, ya sabemos que no solo se necesita magnesio para que el músculo se relaje, sino también para realizar las combustiones que quemando la glucosa nos proporcionan la energía que necesitamos para movernos y mucho más para correr o hacer ejercicios violentos y si lo gastamos realizando trabajo, es evidente que disminuye el que debe haber en la célula para relajarse y poder sacar de la misma los iones que sobran, sodio y calcio e introducir el potasio.

Resumiendo el capítulo, podemos decir que en el trabajo físico que realiza nuestro cuerpo, la energía proviene fundamentalmente de la combustión de la glucosa en el llamado «Ciclo de Krebs» y que entre los minerales que se necesitan para llevarlo a cabo, están en dos pasos el hierro (cosa que conocíamos hace bastantes años) y aún en más, en cinco, el magnesio. Esto se sabe hace menos tiempo y da la impresión, cuando se oye hablar a ciertos especialistas, de que lo que no tienen claro es que cada vez tomamos menos cantidad de este elemento con la comida corriente, porque ha disminuido extraordinariamente en los terrenos de cultivo.

La Historia nos da el nombre y las circunstancias del primer caído conocido, tras realizar un gran esfuerzo físico: fue Filípides cuando hizo corriendo los cerca de 40 kilómetros que distan entre Maratón y Atenas para dar la buena nueva de la victoria de los griegos comandados Milcíades contra los persas dirigidos por Darío I «El Grande».

Este hecho ocurrió en el año 490 a. de C.

En la actualidad hay historiadores que nos dicen que no fue Filípides, sino Tersipo el que murió, pues fue este último el que llevó la noticia a Atenas, mientras que Filípides era el encargado de comunicarla en Esparta. A estos mensajeros griegos se les llamaba hemerodromos.

MUERTE SÚBITA Y ESTRÉS

También hemos visto que un gran estrés puede provocar desmayos e incluso hasta la muerte. En el momento actual tenemos la explicación, como van a poder entender al leer este capítulo.

Si a una gran actividad física se le une el estrés, la persona que está en esa situación tiene grandes descargas de adrenalina que es la hormona que los americanos llaman de las tres efes (fright, flight or fight); es decir: temor, huida o lucha. En el hombre primitivo el temor le provocaba la aparición de un animal o un enemigo y lo obligaba a salir corriendo o emprender un enfrentamiento. Esta hormona, para poder atender a la necesidad de correr o luchar, hace afluir mayor cantidad de sangre al aparato locomotor (brazos y piernas) y también al corazón que late más deprisa. Pero la cantidad de sangre que hay en el cuerpo es la misma y si va de preferencia a las extremidades disminuye el débito sanguíneo en órganos como el estómago (de ahí los cortes de digestión que se producen) y sobre todo decrece el riego de la cabeza y esa es la causa de los desmayos, que, si duran poco, el individuo se recupera; pero si la falta de sangre es más importante, se muere. Piensen que suele decirse que «en tal situación» la persona palideció y se desmayó.

Es decir, un gran estrés provoca un estrechamiento de los vasos que riegan el cerebro y si a esto se le suman las contracturas que provoca el déficit de magnesio, entendemos fácilmente que una persona con problemas o en una situación comprometida, su cerebro sufra; si además se le suman los espasmos que se pueden tener en los vasos por falta de magnesio cuando hay un gasto muy grande del mismo por el ejercicio que se está haciendo, las cuentas quedan claras.

Poco magnesio, mucho estrés y mucho ejercicio, falta de riego en el cerebro y, en consecuencia, pérdida del conocimiento y en casos graves, la muerte.

Que un gran disgusto puede matar a una persona se sabe, porque la realidad lo enseña y muchas novelas lo han recogido perfectamente; pero, en general, esto sucedía en adultos y personas de edad que podemos suponer tenían los vasos sanguíneos comprometidos por exceso de grasas y colesterol. Que suceda con la frecuencia que vemos ahora en futbolistas, en jóvenes corriendo la maratón, en adolescentes jugando en el patio del colegio como ha sucedido en Barcelona, un mes antes de la muerte de un jugador de fútbol del Español, que sigue a la de otro ocurrida hace poco tiempo en Sevilla y las de otros menos conocidos, eso no se había visto nunca.

Porque lo curioso del caso es que los médicos dicen que estaban sanos. En esa situación es cuando hay que pensar que si su cuerpo estaba bien, algo en su funcionamiento estaba mal. Y aquí es cuando repito que el mismo se hace con unos nutrientes que sabemos cuáles son y que la diferencia principal entre la alimentación actual y la de hace 50 años es que se ha producido una deficiencia de magnesio que ha pasado desapercibida para la clase médica.

Porque la hemos causado los agricultores. A la vez hemos sabido (los que lo hemos estudiado) que un gran gasto de energía comporta un gran gasto de magnesio y que además este es fundamental para la relajación muscular incluidos el corazón y las arterias.

Si a la vez se sufre un gran estrés disminuye el riego del cerebro, con lo que si a las contracturas de los vasos por falta de magnesio se une la disminución de la sangre que va a la cabeza provocada por la adrenalina que la dirige en mayor medida a brazos y piernas, tenemos la explicación completa del proceso.

MUERTES REPENTINAS EN PERSONAS DE MEDIA EDAD

El señor que puso de moda el jogging en Estados Unidos murió corriendo como asimismo el hermano de Grace Kelly, que también lo hizo con las zapatillas puestas. Esto se supo, pero no se le dio mucha publicidad, de modo que no trascendió en gran medida al público en general y solo se enteraron los que estaban relacionados con estos temas y determinadas disciplinas.

Las arterias están formadas por una capa muscular longitudinal, otra circular y un endotelio formado por una delicada capa de células. Cuando se produce una peladura o una lesión en la íntima, que, como su nombre indica, es la más interna, allí se coagulan las plaquetas intentando evitar que se produzca un derrame. Estos pequeños trombos estorban el paso de las sustancias más espesas que hay en la sangre como son el colesterol y los triglicéridos junto con las lipoproteínas que los conducen en la misma, dando lugar a un ateroma. Si la pared del vaso se repara rápidamente, este es pequeño, hay unos glóbulos blancos que lo fagocitan y se pone fin al problema.

Pero si se tarda en reparar la lesión, el ateroma crece, porque todos los lípidos son solubles y mixcibles entre sí y, dada esta cualidad de los mismos, no hace falta tener una concentración elevada de colesterol o grasas en el suero para que los que esta lleva vayan pegándose, por decirlo así, a los que encuentra a su paso, formando el ateroma, con lo cual, este sigue creciendo y, al ocupar más superficie, más fácil resulta que nuevos lípidos se adhieran a él. Y como en su composición entran ácidos grasos y colesterol, se forman sales cálcicas que lo endurecen, ya que el grupo-OH del colesterol, como está en una molécula formada por un hidrocarburo aromático, tiene reacción ácida. Recuerden que cuando se usaba el fenol como desinfectante se le llamaba también *ácido fénico*.

En consecuencia, no solo son los ácidos grasos, el colesterol también ayuda a endurecer el estorbo que se ha formado dificultando la circulación de la sangre, al reaccionar lo mismo que ellos con el calcio, dando lugar a costras duras.

Pero ¿de qué están formadas las paredes de las arterias? Son proteínas. ¿Con qué y cómo las forma nuestro cuerpo? Con los aminoácidos de los alimentos proteicos, con ATP y GTP (otra vez aparecen estas moléculas fosforadas para proporcionarnos energía) con magnesio y para fabricar colágeno, además se necesita vitamina C.

Es decir, volvemos a encontrarnos con la necesidad de este elemento para tener lisas las paredes de los vasos sanguíneos y que no se formen trombos que son la causa de los atascos que suceden en los mismos y originan los temibles ateromas.

Si no se reparan con prontitud las lesiones del endotelio, este se va cubriendo de una capa de lípidos como he explicado, que estrechando los vasos, está dificultando la circulación. Además, con el tiempo, los ácidos grasos y el colesterol van reaccionando con el calcio que lleva la sangre y las paredes se van endureciendo, con lo que se vuelven frágiles porque han dejado de ser elásticas, y en esa situación, resulta fácil que se rompan con una subida de tensión.

No lo olviden nunca: «Los cuerpos flexibles se deforman por la acción de la presión o de un golpe; los duros, se rompen».

A medida que vamos cumpliendo años, si no se tiene cuidado con la alimentación, vamos forrando los vasos con depósitos de grasas y colesterol, en tanta mayor medida, cuanto más alta sea la concentración de lípidos en el suero sanguíneo. Y aquí ha aparecido de nuevo la necesidad de magnesio para formar y reparar el desgaste o el deterioro de los tejidos.

En lo que llevo escrito hasta ahora, nos hemos encontrado con que necesitamos magnesio para relajar los músculos, para hacer ejercicio físico y para reparar y formar tejidos. Y esto, NO se tiene en cuenta; además la mayoría de los que tratan estos temas no lo saben, o así lo parece, y mucho menos avisan de que nuestra alimentación cada vez es más pobre en el mismo.

De todas maneras, aunque yo me estoy refiriendo en este libro a la importancia que tiene el magnesio en todos los fenómenos vitales y el desconocimiento que hay en general de la deficiencia que hemos causado con los abonados que usamos en la actualidad, es interesante recordar que para formar proteínas y tener en buen estado las paredes arteriales, son esenciales los aminoácidos; y otra cosa que a mí me llama mucho la atención, es que los encargados de explicar las normas para tener una buena salud no avisan de que en el cuerpo humano no tenemos reservas de proteínas ni de los aminoácidos que las forman.

Sucede que sí tenemos reservas de glucosa en forma de glucógeno en el hígado y en el músculo; también de grasa en los adipocitos que son las células encargadas de almacenarla. Incluso el peso de una persona, nos da una idea de la cantidad que lleva consigo y su exceso no es bueno.

Pero no suele explicarse que todas las proteínas que tenemos en el cuerpo son funcionales; no sobran, están formando tejidos, anticuerpos, enzimas, hormonas, péptidos cerebrales, neurotransmisores... y cuando se necesitan aminoácidos para el trabajo del cerebro o funciones vitales de supervivencia y no se toman con la dieta, se van a buscar al esqueleto.

A veces pienso que algunos especialistas han olvidado la definición del esqueleto que ya se da en el Bachillerato: «Es el tejido de sostén y de reserva del cuerpo humano». Es decir, no tiene funciones que comprometan la vida del individuo y por ello, cuando se necesitan nutrientes para procesos vitales, se van a buscar en él. Por ello sucede normalmente que cuando algo falta en la alimentación de una persona, los primeros achaques aparecen en sus tejidos: cartílagos, huesos y tendones.

Pero volvamos al tema de este capítulo, la importancia del mantenimiento en buen estado de las paredes de los vasos sanguíneos para así tener una buena circulación. Les cuento aquí un caso que me llamó muchísimo la atención hace unos años. Vino a verme una señora con molestias de artrosis, pero cuando me explicaba el problema, me enseñó la última analítica que le habían hecho. Tenía 1.900 miligramos de triglicéridos, cuando el límite superior según aquel método era de 190; es decir, tenía una cantidad de grasa diez veces superior a la recomendada como máxima. En el momento en que le recuerdo su edad era de 71 años y su cabeza estaba clara como la de cualquier adulto de media edad y su actividad era la de cualquier ama de casa, ayudando además a su hija en el cuidado de la nieta.

Cuando vio que leía la hoja de sus análisis me dijo: «Estoy así desde hace doce años», y como curiosidad les cuento que debajo del valor a que hago referencia, había una nota del laboratorio que decía: «Se han repetido los análisis de triglicéridos, el suero es opalescente». Es decir, no había error.

Con una sangre tan gorda como crema de leche, aquella señora, si hubiera tenido su sistema circulatorio deteriorado, debía estar ya bastante «gagá»; y no, su cabeza regía perfectamente. La primera pregunta que le hice, fue: ¿usted desayuna fuerte, verdad? Sí señora, soy de payés (del campo) y en casa todos hacemos un buen desayuno con jamón, lomo, tortilla... Es decir, tomaba proteínas ya en la primera comida del día y ello le permitía tener en buen estado el interior de las arterias y que aquella especie de puré que era su sangre, circulara perfectamente por aquella red de tuberías que no ofrecían estorbos a su paso.

Piensen en cómo funcionan los desagües de una casa nueva; aunque en el fregadero se echen bastantes residuos, el agua corre. Pero en los de una casa que tienen las paredes con trozos oxidados, costras y pegotes, se atascan continuamente. Pues salvando las distancias, es lo mismo.

En este mantenimiento en buen estado del interior de las arterias, insisto, además de tomar proteínas en las tres comidas principales del día, es importantísimo tener una correcta concentración de magnesio y por eso en muchos trabajos sobre el magnesio publicados en la revista *Magnesium* de la Editorial Karger, se hable de sus propiedades antitrombóticas y dan muchísimos datos y estadísticas de zonas en las que el agua es rica en magnesio o lo son sus suelos; también hay muchos trabajos hechos en hospitales americanos que nos dicen que en las zonas en las que las aguas o los terrenos son ricos en este elemento, hay menos muertes por infartos y ataques cerebrales.

Ya el año 1992 en un trabajo publicado en la citada revista, por los doctores Burton y Bella Altura se especifica que en la zona oeste de Estados Unidos de América la proporción anual de muertes por enfermedades cardiovasculares es menor que en el este y así, por 100.000 habitantes la relación es:

366 ± 32 contra 429 ± 39 y por otros problemas
432 ± 70 contra 424 ± 24

Un fenómeno similar ocurre en Canadá y vamos a recordar ahora cómo son los suelos de esos países.

Toda la costa Oeste de Norteamérica y América del Sur están sometidas a la subducción de la placa oceánica bajo la corteza continental (es decir, hay una penetración de los fondos marinos bajo la placa del continente). Este fenómeno es el que origina que haya tantos volcanes y terremotos en esa zona. Pero recordemos, el magma que proviene del manto terrestre es rico en magnesio en contraposición a la corteza como ya he explicado en un capítulo anterior y ello hace que los suelos de labor sean aproximadamente tres veces más ricos en magnesio que los de la zona atlántica y el agua potable y la de los regadíos, el doble.

Por otro lado, tenemos en la Historia la relación de lo que encontraron los españoles cuando emprendieron la conquista de México. A diferencia de lo que sucedía en Europa donde la vida media de la población estaba entre los treinta y cuarenta años, los conquistadores se encontraron con que la de los aztecas, cuando llegaron, era alrededor de los setenta y además que conservaban una gran vitalidad.

Esto se debía fundamentalmente a su alimentación, que es rica en magnesio, porque sus suelos lo son y a la higiene con la que trataban el agua que bebían; en Tenochtitlán tenían dos canalizaciones para el agua potable y cuando una se utilizaba, la otra se limpiaba.

Hernán Cortés destruyó las conducciones para rendir la ciudad y cuando la hubo conquistado solo hizo reparar una de ellas; eso tuvo gran incidencia en la gran cantidad de enfermedades e infecciones que padecieron los indígenas, los cuales, además, no estaban inmunizados para las que les llevaron los europeos.

Piensen también que los jefes y las clases pudientes, tomaban un brebaje hecho con cacao, que es el alimento más rico en magnesio que existe ya que su cantidad dobla a los dos que le siguen que son la harina de soja y las almendras.

Esa riqueza en magnesio y también en hierro y fósforo pienso es lo que hace que muchas personas sientan «necesidad» de tomar chocolate precisamente del negro como suelen decir ellos mismos, que evidentemente es el que tiene mayor proporción de cacao y en consecuencia, de magnesio.

Piensen en la cantidad de mujeres embarazadas o personas con estrés que buscan tomar chocolate y es que en estas situaciones, sus necesidades tanto de magnesio como de fósforo están acrecentadas; además el cacao tiene un estimulante, la teobromina que químicamente es la 3-7- dimetilxantina. Para que se hagan una idea, la teofilina del té es la 1-3- dimetilxantina y la cafeína del café es la 1-3-7- trimetilxantina.

Nos vamos ahora a otro lugar de la tierra separado geográficamente, pero con la misma geología. Pensemos en Etiopía y Kenia. ¿Qué sucede en esos países?

El suelo volcánico y, en consecuencia, rico en magnesio es la tierra en la que crecen sus cereales, legumbres, forrajes, frutas y verduras y ¿qué pasa con sus deportistas? Que son los vencedores en las pruebas como maratones y otras marchas de resistencia física; asombra (a mí no), el ver cómo personas, en apariencia menos dotadas físicamente para participar en semejantes competiciones, las ganan.

En una reciente maratón celebrada en Berlín los primeros en llegar fueron keniatas, etíopes y un japonés y solo en octava posición llegó un europeo a la meta, que en este caso fue un español.

Vemos a esos formidables atletas con unos cuerpos como con los que representaban los griegos a sus vencedores en los juegos olímpicos o a sus dioses, ser vencidos por personas con unas pantorrillas delgaditas, incluso en ocasiones un poco torcidas, con unos torsos que ni de lejos se parecen a los de los occidentales y sin embargo, son los que se llevan la victoria a sus países. Nunca lo olviden, tienen unos suelos muy ricos en magnesio que dan unas cosechas en las que la cantidad de este elemento-alimento es mayor que la que nos ofrecen los suelos europeos o del este y medio-oeste norteamericano.

Por otra parte, todos hemos leído que «Egipto es un don del Nilo», pues cojamos el hilo y pasemos a considerar lo que arrastran, sus aguas.

El gran río se forma por la confluencia de otros dos: el Nilo Blanco, que nace en el lago Victoria y atravesando el Sudán se une al Nilo Azul en Jartúm; este último es el más interesante tener en cuenta, ya que el mismo es el que hace el mayor aporte del limo fertilizador de las tierras de Egipto. En ciertas épocas del año hasta el 96% del mismo. ¿Y qué interés tienen esos lodos? Son ricos en magnesio y hierro, porque el Nilo Azul nace en el lago Tana, que está situado en la región montañosa central de Etiopía, haciendo un recorrido entre rocas y cenizas volcánicas de 800 Km, con un desnivel de 1.200 m. En su camino hay excavado un cañón de 25 a 30 m de anchura arrastrando a su paso el limo que junto con el agua fecundaba Egipto.

Estos arrastres son tan importantes, que nadie entiende por qué se le llama Nilo Azul a la corriente que viene de Etiopía, ya que sus lodosas aguas son de color marrón y en ocasiones casi negras; es decir, ese nombre tan bonito y casi poético designa una corriente de barro que, uniéndose al agua del Nilo Blanco provocaba las inundaciones que permitían tener dos y a veces tres, cosechas anuales al país de los faraones. Esos lodos volcánicos son tan apreciados por los egipcios que los usaban y usan en medicina haciendo emplastos con ellos para problemas de la piel y de huesos; también se bebían las aguas con barro para enfermedades digestivas e infecciosas. La construcción del lago Nasser, que ha regulado el caudal del río, ha privado en gran parte del regalo que hacía el Nilo del limo fertilizador que se depositaba en el suelo durante las inundaciones, al norte de la presa de Assuan.

Resumiendo esta parte, nos encontramos con que los suelos volcánicos propician unas cosechas con alimentos ricos en magnesio y los países que poseen esas tierras de cultivo, nos dan los mejores atletas para las grandes marchas de resistencia: Los etíopes y keniatas. A la vez, otros pueblos pueden aprovechar los barros arrastrados procedentes de rocas y cenizas volcánicas como fertilizante, sino también como medicina. ¿Por qué? Porque el magnesio es imprescindible para formar tejidos y también anticuerpos entre otras muchas funciones.

ARTROSIS, OSTEOPOROSIS, TENDINITIS Y ROTURA DE LIGAMENTOS

A la vez que han aumentado los casos de muertes repentinas sin explicación aparente, lo han hecho los problemas de artrosis, osteoporosis, tendinitis y rotura de ligamentos. Estos procesos degenerativos cada vez alcanzan a mayor número de personas y a edades más tempranas.

Tanto los huesos como los cartílagos y los tendones están formados por la misma proteína: el colágeno. Y del mismo modo que los otros tejidos este tiene un desgaste y una neoformación que exige como la fabricación de cualquier otra proteína por nuestro organismo, aminoácidos, ATP, GTP y magnesio. Pero el colágeno tiene que formar unos cordoncitos con tres cadenas de aminoácidos y para atarlas químicamente, por decirlo así, y crear el cordón, hace falta un reductor, que suele ser el ácido ascórbico, o vitamina C.

Estos cordoncitos forman hileras dejando un espacio, y luego más hileras de cordoncitos y espacios pero un poco corridos longitudinalmente en relación con los otros, y así al microscopio electrónico aparece como un rayado que está formado por los huecos que quedan entre los cordoncitos llamados también monómeros del colágeno. Luego, esos supercordones se cruzan formando redes o se colocan paralelos en los tendones.

En los huesos, en las brechas que hay entre los monómeros se sitúa el fosfato cálcico y en los cartílagos, el condroitín-sulfato. Los hilos o cadenas de protocolágeno tienen en 1.100 aminoácidos y los cordoncitos de tres cadenas, 3.300. Si tienen curiosidad por saber su tamaño, este es de 3.000 Amstrongs, siendo un $Å = 10^{-10}$ mts. Es decir, expresado en metros, tenemos que poner un cero, coma nueve ceros detrás de esta y en el décimo lugar, un uno.

Por su parte, las brechas miden 400 Amstrongs y como he dicho, es donde se coloca el fosfato cálcico, que permite que el hueso no se deforme con el peso del cuerpo. Pero ¡ojo!, los huesos deben ser flexibles, precisamente para no romperse y eso se consigue manteniendo a lo largo de la vida su contenido en colágeno, porque cuando este disminuye se vuelven porosos, mineralizados y en consecuencia, frágiles. Todos entendemos que el travertino o la piedra pómez se rompe con facilidad y que con un golpe es mucho más difícil romper un hueso con más gelatina, que uno muy mineralizado y poroso.

Estas consideraciones las hago para que sean conscientes de la importancia que tiene el mantener el capital de colágeno de los huesos, que además es el material que soldará una rotura en el caso de que se produjera.

El cartílago es el tejido que hace de amortiguador entre hueso y hueso; además, hay un lubrificante formado por unas proteínas unidas a moléculas de azúcar (proteoglucanos), cuya misión es hacer más suave el roce.

Los tendones son colágeno puro formados por haces paralelos del mismo.

Estas estructuras, y debido precisamente a su complejidad, tienen un recambio muy lento. De hecho, la formación del esqueleto no está completada hasta los 21 años y cuando hay un problema de desgaste (artrosis) o de osteoporosis, la mejoría es muy lenta. Y la de los tendones ustedes saben que también lleva mucho tiempo y en ocasiones es muy difícil de solucionar. Además, son tejidos con muy poco riego sanguíneo y la sangre es el vehículo de todos los materiales que utiliza nuestro cuerpo en su metabolismo.

Explico esto para que se den cuenta de la importancia que tiene el llevar una buena alimentación en el deportista y, naturalmente, en todas las personas, aunque no practique deporte, razón de más para hacerlo.

Y vuelvo a lo de siempre: hay que tomar proteínas en el desayuno, en la comida y también en la cena. ¿Por qué? Por-

Componentes requeridos en los cuatro grandes estadios de la síntesis proteica	
Estadio	*Componentes indispensables*
1. Activación de los aminoácidos	Aminoácidos tRNAs Aminoacil-tRNA- sintetasas ATP —Mg++
2. Iniciación de la cadena polipéptida	Aminoacil-tRNA Iniciador (en las bacterias es el fillet-tRNA) mRNA GTP —Mg++ Factores iniciadores (F_1, F_2 y F_3) Subunidad ribosómica 30S
3. Prolongación	Aminoacil-tRNAs especificados por codones —Mg++ Factor T GTP Factor G
4. Terminación	Codón de terminación en el mRNA Factor de liberación del polipéptido (Factor R)

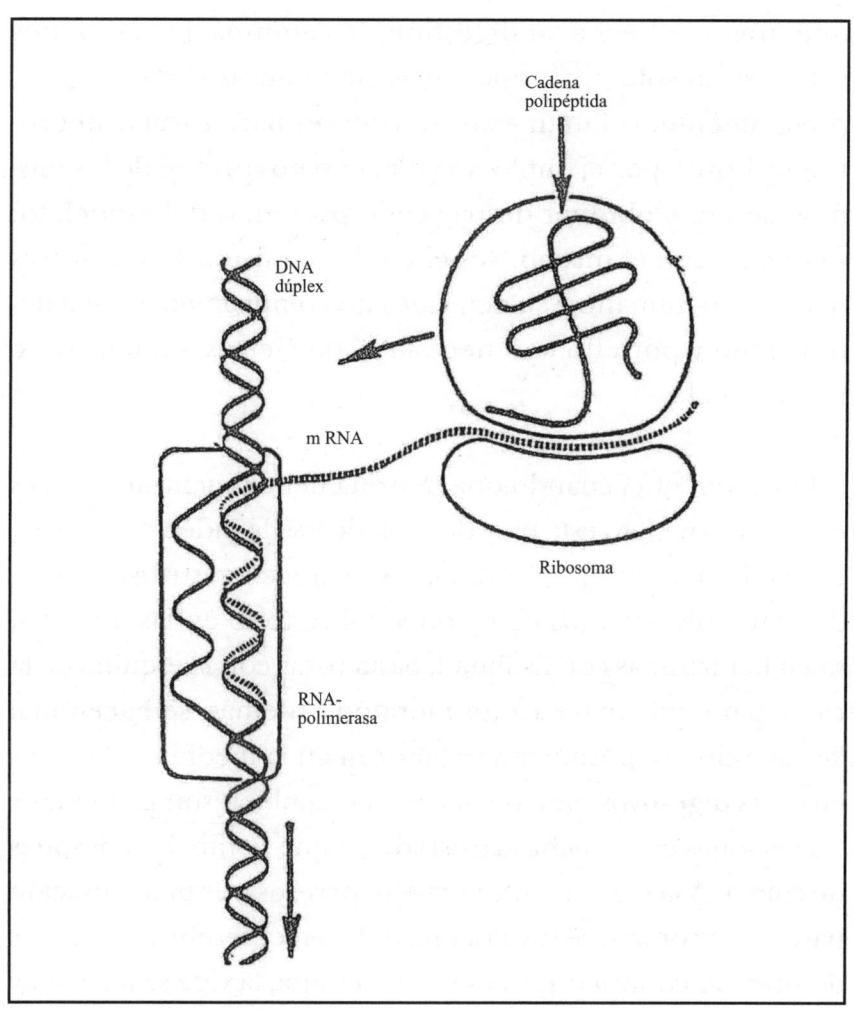

Esquema síntesis proteica (Lehninger).

que, una vez hecha su digestión, los aminoácidos que nos suministran solo van a estar unas cinco horas en la sangre y, precisamente, si faltan estos nutrientes para formar neurotransmisores, por ejemplo, y la dieta no nos provee de los mismos, se van a obtener destruyendo proteínas del esqueleto, ya que repito, el mismo, «es el tejido de sostén y de reservas del cuerpo humano»; su deterioro no compromete la vida del individuo y por ello con necesidad de ciertos alimentos, se recurre a él.

Observen que, cuando una persona tiene mucha artrosis, es decir, su esqueleto está muy desgastado y se le piden nutrientes, no da de sí; se aflojan las encías, y aparecen gastritis, hernias de hiato, divertículos de colon y, sobre todo en las mujeres, salen hematomas con facilidad; basta rozar con la esquina de la cama para que aparezca un moratón. Además, se hacen mal las digestiones, porque no se fabrican en la medida debida los enzimas digestivos, que recuerdo que también son proteínas y las personas con mucha artrosis dicen que se hinchan después de comer. A la vez la mente se vuelve perezosa, es una sensación parecida a como si se tuviera una nube en el cerebro y entre los dolores, las contracturas y esa cabeza tonta, la vida se hace muy penosa. Y en lugar de tratarse estos procesos como un problema en el metabolismo por falta de determinados nutrientes, se medica al paciente para tapar los síntomas sin siquiera intentar ir al fondo del problema en muchos casos que he conocido, incluido el mío.

En las artrosis, ahora en bastantes casos se evita esa palabra y se sustituye por condropatía para expresar que hay desgaste. A la persona que tuvo a su madre con el diagnóstico de *artrosis* no le suena igual y eso es importante, ya que ella sabe que siempre fue empeorando, a pesar de los medicamentos que tomó y que sin arreglar nada le estropearon el estómago y en algunos casos también el hígado; insisto, en las artrosis no se piensa en la regeneración del cartílago y se sigue dando la sentencia, «el cartílago gastado no se regenera jamás». Partiendo de eso se recetan antiinflamatorios, calmantes, relajantes, protectores del estómago, infiltraciones y luego la operación para poner una prótesis.

Y no, hay que pensar en regenerar los cartílagos y para ello basta hacerse y contestarse, si se sabe, ciertas preguntas: ¿De qué están hechos los cartílagos? Fundamentalmente, de colágeno.

¿Qué es el colágeno? Una proteína.

¿Cómo y con qué fabrica nuestro cuerpo las proteínas? Con los aminoácidos de los alimentos proteicos que comemos, con fósforo, magnesio y vitamina C; teniendo en cuenta que los aminoácidos obtenidos en la digestión solo están unas cinco horas en la sangre y la vitamina C seis, deben tomarse en las tres comidas principales del día. Y luego, como tantas veces he explicado, si se tiene alguno de los síntomas de déficit de magnesio, complementar la dieta con él mismo.

El magnesio en el deporte

De hecho, como en nuestro país el desayuno no suele aportar suficientes proteínas, este puede equilibrarse tomando colágeno con magnesio, como también podemos hacer en la cena, que, sobre todo las mujeres, suelen hacerla bastante pobre en este tipo de alimentos.

Para saber hasta qué punto a una persona puede faltarle el magnesio, doy los síntomas más corrientes de su deficiencia.

PARTE III.
DÉFICIT DE MAGNESIO.
CONSECUENCIAS

SÍNTOMAS DE DEFICIENCIA DE MAGNESIO

El magnesio también interviene en el trabajo del sistema nervioso y, si su concentración desciende, puede producir los siguientes síntomas:

– Aumento de la ansiedad y se siente un desasosiego, una intranquilidad, un no saber qué te pasa, una especie de temblor interno, que incluso puede manifestarse también como un temblorcito en cualquier parte del cuerpo. O claustrofobia, o agorafobia, o una mala regulación de la temperatura corporal que a veces se manifiesta como el tener décimas de temperatura sin que haya una infección; en ocasiones es un temor a una muerte inminente, porque cuando el déficit es muy severo, se siente un anonadamiento con la sensación de que la vida se te va. Es como si se estuviera en el fondo de un pozo y desde allí

ves que en el exterior la vida continúa, pero te sientes incapaz de salir del mismo porque estás agotado o agotada.
- También al dormirse o soñando, se tiene un susto, o parece que se está cayendo, o se habla, se mueve los brazos, o se dan patadas. Es una sensación muy desagradable la de sentir que te estás cayendo y despertarse es un alivio.

El magnesio también tiene un papel fundamentalísimo en la relajación muscular como ya hemos dicho y cuando su concentración no es la correcta, se produce o pueden producirse:

- Tics junto al ojo, junto a la boca o un hormigueo alrededor de la misma; o pueden ser en un brazo, un muslo, o en cualquier otra parte del cuerpo se siente como un latido y si se mira hay un pequeño movimiento en un músculo.
- Contracturas en la región cervical que en muchas ocasiones están asociadas a un desgaste de los discos, y ya hemos visto al hablar de la artrosis por qué y muchas veces nos hacen empezar con los «Si será»; «Si será tortícolis», «Si será la almohada», «Si será la ventanilla del coche», «Si será el ordenador que me obliga a mantener una determinada postura», etc.
- Calambres en las piernas o en los dedos de los pies, o en los muslos… En el Norte a veces cuando me lo explican me dicen: «En la cama de noche se me sube la bola de las piernas» o «Me quedan rígidos los dedos de los pies».
- Se pueden tener espasmos que se manifiestan como hipo (incluso en los bebés) o en una serie de bostezos que no puede parar el que los hace.

- Otras veces son los músculos intercostales los que se agarrotan y los pulmones dejan de funcionar; la cabeza avisa de que no tiene oxígeno y entonces se hace una inspiración profunda que parece un suspiro; si estás en compañía de alguien, te pregunta qué te sucede y le respondes, «Nada» y en realidad es que estabas dejando de respirar.
- Hemos visto en capítulos anteriores que también hay contracturas en las túnicas musculares de las arterias que se traducen en un estrechamiento de las mismas y cuyas manifestaciones son: aumento de la presión sanguínea muy corrientemente con la mínima acercándose a la máxima, o pinchacitos en la región precordial (que asustan mucho). También arritmias, taquicardias y extrasístoles que acaban llevándote al médico; pero muchas veces, cuando vas al hospital o a la clínica, has tomado chocolate, leche con cacao, almendras o alguno de los alimentos más ricos en magnesio (que generalmente apetecen mucho) y el médico dictamina que estás bien, que son «los nervios» y, efectivamente, estos problemas se agravan con tensiones en el trabajo o en casa, que producen descargas de adrenalina y en esas situaciones hay un gasto mucho mayor de magnesio.
- Otra manifestación del déficit de este elemento cuando es muy severo, es ver puntos negros que siguen la mirada o lucecitas al cerrar los ojos y en casos extremos (yo he conocido a dos personas con este problema) tener una ceguera temporal durante unos minutos que se soluciona simplemente tomando este alimento varias veces al día, pues para

pasar a la sangre necesita unas proteínas transportadoras o «carriers», que tenemos en número limitado.
- El magnesio interviene también en la formación de las proteínas del cuerpo humano y de todos los seres vivos, como ya hemos visto en capítulos anteriores. Diariamente deshacemos 400 gramos de tejidos (y cuando hablamos así los químicos nos referimos a proteína seca), y debemos rehacerlos; hemos de tener en cuenta que eso significa la resorción y neoformación de un kilogramo de tejidos al día. Esta afirmación les extrañará como me pasaba a mí, cuando lo estudié; lo encontrarán en el Jungermann Moller de 1980 y también en el Lehninger del mismo año. Es más, para que no haya dudas, en el Jungermann se lee «400 gramos de proteína, es decir, 500 gramos de aminoácidos». Parte de los aminoácidos que se forman en esa resorción de los tejidos, se reutiliza, pero otra parte se pierde como se ha comprobado con el hecho de que hay diariamente una pérdida de urea en la orina de personas a las que no se les ha dado ningún alimento proteico.

¿Cuáles son las proteínas que forman o se utilizan en nuestro organismo?

Todos los tejidos: sean músculos, órganos, tendones, cartílagos, huesos, péptidos cerebrales, muchas hormonas, todos los enzimas incluidos los digestivos (amilasa, maltasa, lactasa, sacarasa, lipasa, pepsina, tripsina, erepsina), ciertas proteínas que junto con el sodio regulan la tensión sanguínea. También los anticuerpos que tanta importancia tienen en la lucha contra las infecciones, sobre todo contra los virus ya que no suele haber medicamentos capaces de destruirlos.

De algunas proteínas conocemos su composición como es el caso de la insulina y del colágeno, del cual hablaremos seguidamente.

¿Y por qué hago referencia especialmente al mismo? Pues vamos a entrar ahora en ello. Las proteínas de todos los seres vivos están formadas por cadenas que contienen, en una u otra proporción, los 20 aminoácidos que, presentándose en distintas secuencias y cantidades, dan lugar a los diferentes tejidos y compuestos que forman.

Cuando hay algunos hidroxilados como en el caso de la prolina y la lisina del colágeno, la modificación tiene lugar cuando el aminoácido normal ya está inscrito en la cadena proteínica.

En la mayoría de las cadenas cuya composición se conoce se puede ver que están formadas por lo que yo llamo un «Surtido Variado» de ácidos aminados (así los llaman los franceses), pero en el colágeno no. En más de la mitad del mismo en un 60%, solo entran tres: la glicina, la prolina y la lisina, de los cuales en los dos últimos se producen unas reacciones químicas (que requieren un antioxidante o reductor) y en parte se transforman en hidroxiprolina e hidroxilisina.

Por otra parte, el colágeno constituye nada menos que el 38% de la proteína total del cuerpo humano y casi la misma proporción entra en la de los animales superiores, tanto terrestre como marinos.

Forma los huesos a los que da flexibilidad, que es la condición necesaria para que no se rompan por la acción de la presión o un golpe; estos conservan su estructura porque tienen fosfato cálcico que impide se deformen como ocurria cuando no había leches maternizadas y los niños no podían mamar porque sus madres no tenían suficiente. Entonces, se les daban demasiado pronto sopitas de pan o de harina de arroz y los niños tenían raquitismo y aparecían las piernas en paréntesis o, por el contrario, con las rodillas juntas y el tórax en forma de pecho de pichón. Pero ¡ojo! Por la falta de calcio los huesos NO SE ROMPÍAN, se deformaban.

El colágeno abunda en las paredes de los vasos sanguíneos, del tubo digestivo, encías, en la piel, córnea, etc. etc. Por eso, cuando una persona tiene mucho desgaste en el esqueleto, también a veces sangran las encías, salen morados con facilidad (hematomas), aparecen problemas es el estómago e intestinos como hernias de hiato, gastritis, divertículos de colon... También a la larga hay caídas de cabellos que se vuelven débiles y en otras personas las uñas se rompen con facilidad o se exfolian (hacen capas como si fueran mineral de mica); la piel envejece y de ahí la cantidad de cremas que contienen colágeno para el «rejuvenecimiento» de la misma. Pero sin ser inútiles, no hay que olvidar que es nuestro propio cuerpo el que debe formarlo bajo la epidermis.

Por otra parte, y en esto hay muchas equivocaciones, si hay poco magnesio en la sangre, prácticamente no hay en la orina y se forman arenillas o cristales de oxalato cálcico. El magnesio tiene las mismas valencias, dos, y, en consecuencia, las mismas propiedades químicas que el calcio, al que puede sustituir átomo a átomo en las sales que este forma, como en las dolomitas y en muchas conchas de moluscos. Ahora bien, el magnesio tiene un volumen que es la mitad que el del calcio y eso significa que cuando el ión magnesio va sustituyendo a los iones calcio de los cristales de oxalato que se forman en el riñón, como es mucho más pequeño, los cristales se desmoronan, es decir, se deshacen o no se pueden formar cuando hay suficiente magnesio en la disolución.

Téngase en cuenta que en las redes cristalinas los iones están tocándose y así se mantiene el cristal, pero si unos son mucho menores de tamaño que otros, a los que han sustituido, el cristal no se aguanta. (Esto además se ha probado en el laboratorio.) Pero si las piedras se han hecho ya y tienen forma coraliforme, al tomar magnesio a veces se deshacen por los «cuellos» de los palitos que sobresalen de la misma, y al ir los trocitos al uréter se tiene el «ataque de piedra», pero no porque el magnesio las forme (suelen ser de oxalato cálcico) sino porque precisamente las deshace.

Hay una excepción: cuando el riñón tiene una infección por «Proteus» es mejor suspender la ingesta de magnesio, pues en ese caso se puede producir amoniaco y formar piedras de fosfato amónico magnésico. Esto es rarísimo y solo en el caso de que la infección sea por esa bacteria y en el riñón.

En cambio, precisamente cuando hay falta de magnesio, sobre todo en las mujeres, se producen cistitis que fundamentalmente se deben a que no se forman anticuerpos con la rapidez y en la medida necesaria que se requieren para vencer la infección. Muy corrientemente, estas cistitis de repetición se dan en pacientes con artrosis; es decir, en personas que ya tienen problemas para tener en buen estado los tejidos.

Resumiendo: con un déficit de magnesio hay problemas en el sistema nervioso con ansiedad, falta de reflejos y concentración, tics, temblores internos o externos, un desasosiego sin fundamento, agorafobia, claustrofobia, sensación de que se va la vida, contracturas, espasmos, puntos negros que siguen la mirada o lucecitas al cerrarlos, pérdida de visión (que puede durar unos minutos), tener décimas sin infección, porque hay mala regulación de la temperatura, espasmos en el diafragma o en el intestino, malas digestiones con hinchazón de vientre como consecuencia de las mismas. Además, un deterioro de los tejidos que muy corrientemente empieza en los del esqueleto con tendinitis, artrosis, osteoporosis y a la vez problemas en las encías, en los cabellos y uñas, hematomas con pequeños golpecitos, resfriados y cistitis repetidamente, calambres, contracturas, taquicardias, arritmias, y extrasístoles (sin tener una lesión en el corazón) y que en los diagnósticos se achacan a «los nervios» y forman un ejército de falsos cardíacos que lo pasan muy mal, pues se dan cuenta de que en ellos «algo va mal», pero que no se encuentra en las visitas al médico, el verdadero motivo y a veces salen con relajantes musculares, que disimulan los síntomas, pero no han ido al fondo de la cuestión, porque no piensan en lo que les estoy explicando a lo largo de este libro.

Los especialistas en el tema dicen que el déficit de magnesio es multisintomático y es natural, ya que este alimento interviene en muchísimos procesos vitales.

Es muy corriente que cuando falta en nuestra dieta este elemento se sienta una necesidad de comer chocolate y es que el cacao es el alimento que lo contiene en mayor medida; después vienen la harina de soja, almendras, avellanas, nueces, cacahuetes y normalmente, instintivamente se busca tomar los más ricos en magnesio.

Como me imagino que les interesa, les doy unos datos de la riqueza en magnesio de algunos alimentos.

En miligramos por 100 gramos de alimento:

Cacao	450 - 500
Harina de soja	250 - 280
Almendras	250
Nueces	185
Cacahuetes	160
Avellanas	100
Dátiles	83
Pan integral	80
Espinacas	50
Lenguado	49
Pollo	37
Bacalao	25
Patata	25
Ternera	16
Col	15
Escarola	12

¿POR QUÉ ALGUNOS HABLAN DEL MAGNESIO COMO SI FUERA UNA PANACEA?

Ustedes se pueden encontrar con personas entusiasmadas con el magnesio; yo he hablado con algunas que me dicen que «les ha dado la vida». Y también otras que cuentan todo lo contrario, que «no han notado nada».

¿Por qué el entusiasmo con el que hablan algunos entre los que lo están tomando?

Porque ahora sabemos que hay ciertas personas cuyas necesidades en este alimento están acrecentadas: sea porque lo absorbemos mal, no almacenamos o movilizamos bien las reservas del mismo que están en del periostio del hueso (es decir, en la membrana que lo recubre), o porque perdemos más en la orina, el caso es que hay individuos que necesitan tomar más magnesio que otros y esta necesidad está ligada a caracteres genéticos del mismo.

En estudios realizados en Francia, Estados Unidos y Canadá principalmente se ha llegado a la conclusión de que un 80% de la población toma menos magnesio del deseable y que en un 10% de los que tienen déficit del mismo este es severo.

Pero sabemos más. Desde que se hacen trasplantes de órganos se mira la compatibilidad que hay entre los tejidos del donante y el receptor; es decir, el HLA (Human Leucocyte Antigen) y en dos hospitales de París, el Necker y el Cochin de La Sorbona, distintos grupos de médicos descubrieron que los pacientes con el HLA Bw35, todos tenían déficit de magnesio en el suero sanguíneo y en los eritrocitos.

Estas personas por lo general, tienen un tipo de comportamiento clasificado como A; son cumplidores, detallistas, preocupados, ansiosos... a algunos que he conocido, les llamo «los pluscuamperfectos». Y como estas personas detallistas, a veces van al médico con los síntomas apuntados, ¡porque son tantos! Y se quejan de problemas variadísimos, en bastantes casos acaban con el calificativo de hipocondriacos. Y no, sus males no son imaginarios, pero puede parecer tan raro que a una persona le duela todo, vea lucecitas, sienta que el corazón se para y arranca de nuevo o se pone a latir muy deprisa estando sentado o echado, que si el médico no conoce bien este tema, acaba poniéndole a su paciente la etiqueta que he dicho de hipocondríaco o pensando que es un «tiquismiquis».

El Dr. Durlach, que hasta hace poco tiempo era el que más estudiaba en Francia estos problemas, escribía: «El déficit de magnesio y el estrés se refuerzan uno a otro en un círculo vicioso patogénico. El alelo tipo Bw35 del HLA y el tipo de conducta A discriminan dos factores constitucionales que incrementan los requerimientos magnesianos». Este trabajo apareció en la revista *Magnesiun Reseach* en el año 1989. El Dr. Durlach recibió la Legión de Honor francesa y, desgraciadamente, hace años falleció.

De hecho él siguió los pasos de un grupo de médicos franceses, entre los cuales, uno de los más conocidos era el Dr. Delbet, y en su país el estudio del papel del magnesio en la Química del cuerpo humano está mucho más extendido que en el nuestro.

Si a una persona no le falta un nutriente determinado, no va a conseguir nada por tomarlo. Pero no olviden que la disminución del mismo en los alimentos sigue aumentando; y yo espero que los químicos que se dedican a fabricar los abonos, no tarden ya mucho en tener en cuenta lo que he explicado, aunque de modo breve, en relación con la composición química de los suelos de labor y, en consecuencia, en la formulación de los fertilizantes.

¿CÓMO TOMAR MAGNESIO? ACCIÓN LAXANTE DEL MISMO

En los años que siguieron a la I Guerra Mundial, es decir, hacia los años veinte del siglo xx, se tomaba cloruro en forma de disolución aproximadamente al treinta por mil y de la misma se bebían unos 100 c.c. repartidos en dos o tres comidas. Resulta muy amargo y por ello se fabricaron pastillas en Francia que contenían los cuatro halógenos de magnesio, es decir, cloruro, bromuro, ioduro y fluoruro.

Con esta misma composición se encuentran también en España, pero esta fórmula no puede tomarse continuamente, porque el bromuro es hipnótico, el ioduro puede llevar al hipertiroidismo y el fluoruro, producir fluorosis en huesos y dientes.

Precisamente por ello, porque no se encontraban comprimidos que pudieran tomarse a diario, saqué pastillas solo de cloruro. Pero hay otra preparación que además de ofrecernos el ión magnesio, neutraliza el ácido clorhídrico que tienen en exceso los que sufren ardor de estómago: es el carbonato que pueden encontrar en polvo y también en pastillas.

Este tiene sobre el cloruro la ventaja de que es insípido y que además de que conviene a los que tienen hiperclorhidria, pueden tomarlo todas las personas con zumos de frutas o de tomate, con agua de limón y en los yogures y ensaladas. Es decir, con cualquier alimento que sea algo ácido, que prácticamente lo son casi todos; de esta forma se toman de 4 a 6 comprimidos diariamente o 1 cucharilla dos o tres veces al día.

También encontrarán lactato, pero en él la proporción de magnesio es mucho menor que en el cloruro o carbonato y por ello resulta menos laxante, pero aporta una cantidad mucho menor de magnesio.

Y desde hace relativamente pocos años, se ofrece el que considero más interesante cuando se tienen o se quieren evitar problemas en el esqueleto: el colágeno con magnesio. Tiempo atrás se encontraba en forma de gelatina, pero ocupaba mucho espacio, a veces se rompían los botes, que eran de vidrio, las cajas pesaban mucho y estos eran una serie de inconvenientes que resultaron muy fáciles de resolver cuando pudimos ofrecer la fórmula en polvo o la misma en comprimidos.

En otro capítulo, cuando me he referido al colágeno, explicaba que tiene la singularidad, de que el 60% del mismo, esté formado solo por tres aminoácidos siendo la glicina (o glicocola) el que se repite más. Prácticamente en la cadena peptídica hay dos aminoácidos, y el tercero es este, y eso ocurre a lo largo de toda la cadena; además, hay un 20% de prolina e hidroxiprolina y bastante hidroxilisina. En ninguna otra proteína se da esa secuencia tan repetitiva y como eso sucede tanto en los animales como en los humanos, tiene un gran interés tomar este alimento que es tan singular en su composición.

Pero una vez que han llegado a la sangre los aminoácidos que necesitamos, además del fósforo, es imprescindible el magnesio para que los fibroblastos y los condrocitos (que son las células que formarán nuestro colágeno), puedan con esos materiales formar las cadenas. Por eso le hemos añadido el magnesio y con esa composición es la mejor manera de tomarlo.

Téngase en cuenta que vivimos en un país en el que no hay tradición de hacer un desayuno con un correcto aporte proteico, salvo en las casas de campo, al menos en las que he conocido, que a diferencia de lo que se hace en la ciudad, tomábamos un desayuno lógico y completo con tortilla, o jamón, pan (desde luego) y naranjas en invierno y tomates en verano, además de un buen tazón de leche con cacao o café.

Pero esto en nuestro país es la excepción, ya que los que lo hacen, el bocadillo lo toman a media mañana y no al levantarse que es lo lógico, puesto que estamos en ayunas y hemos de empezar a trabajar.

Todas estas consideraciones nos llevan a la recomendación de tomar el colágeno con magnesio, o el magnesio con colágeno, según queramos tenerlo en cuenta, por la mañana y también con las cena, o al acostarnos, si aquella se hace relativamente temprano como ocurre en Cataluña. Su presentación es en polvo y en comprimidos; del primero deberán tomarse 2 cucharillas con la primera bebida o yogur del día y otras 2 con la merienda o cena o al acostarse según los horarios de la persona. Como también se presenta envasado en «sticks», serían uno por la mañana y otro con la merienda y cena.

Otros lo prefieren en comprimidos y serían 5 y 5. Pero supongamos que las tres comidas son parecidas como suele ocurrir en el caso de los vegetarianos; entonces posiblemente lo ideal serían 4-3-3 pastillas o 2-1-1 cucharillas (si se toma en polvo). Hasta ahora Sanidad no permitía recomendar más de 300 mg/día de ion Mg++, eso es un absurdo, de hecho esas cantidades pueden aumentarse al doble y al triple, pues hay expertos en el tema que recomiendan tomar hasta 1400 mg/ de ión Mg++/día.

Es decir, se trata de complementar en proteínas las comidas que las contienen en menor medida y repartir las tomas de magnesio por lo que recordaré a continuación.

El magnesio necesita «carriers», es decir, transportadores, para llegar a la sangre desde el intestino y estos los tenemos en su pared, en número limitado y de ello se deduce la necesidad de tomarlo repartido a lo largo del día cuando hay alguno de los síntomas de su déficit.

Tiene mucho interés conocer que los otros iones como el potasio, el sodio y el calcio también utilizan ese tipo de moléculas para llegar a la corriente sanguínea y que hay una competencia ente el calcio y el magnesio por los mismos transportadores. Por ello es una equivocación dar calcio y magnesio en forma iónica a la vez, como ocurre en la dolomita; además, en estudios realizados con animales, en esa competencia gana el calcio, en detrimento de la absorción de magnesio.

¿Qué sucede con el que no ha conseguido llegar a la sangre?

Lo que sucede es que sigue en el intestino acompañando a los residuos no digeridos; pero no olvidemos que el magnesio tiene dos cargas positivas y ocurre que las moléculas de agua son «polares», es decir, su carga eléctrica está desigualmente repartida y creo que vale la pena recordar aquí un pequeña lección de Química que nos va a permitir entender perfectamente el porqué las heces son más blandas cuando se está tomando.

Todos los átomos tienden a tener 2 u 8 electrones en su capa más externa, es decir, configuración de gas noble. Dos tiene el helio y ocho el neón, argón, kriptón… y los que le siguen en esa columna; esta estructura les da estabilidad y todos los elementos tienden a alcanzarla.

El oxígeno tiene seis en su capa exterior y entonces la tendencia es a tomar los dos que le faltan para alcanzar la configuración del neón, que es el gas noble que se encuentra en su fila en la tabla del sistema periódico de los elementos. El hidrógeno que es el elemento más sencillo que existe, tiene solo un protón (los protones tienen carga positiva) y un electrón... Ocurre que cada átomo busca tener otro electrón para alcanzar la configuración del helio, aunque sea compartiéndolo con otro; entonces sucede que el oxígeno comparte dos de sus electrones con dos átomos de hidrógeno, pero a su vez, gana los que estos le prestan a él. En consecuencia, el oxígeno consigue tener ocho electrones en su capa más externa gracias a que cada átomo de hidrógeno también comparte el suyo; el resultado es que se colocan los átomos de hidrógeno formando un ángulo de unos 104 grados dando lugar a una molécula de agua.

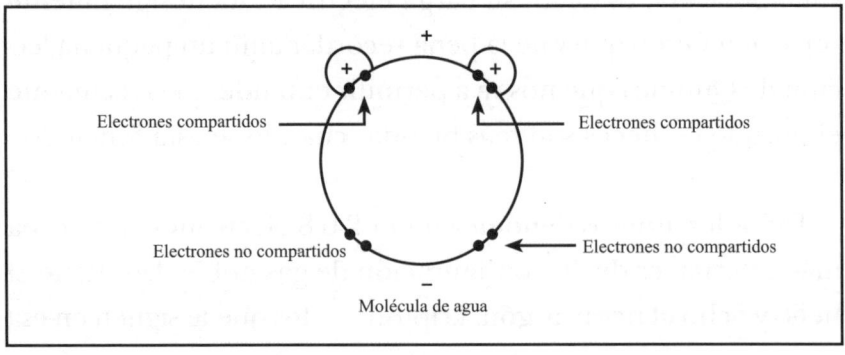

Pero los átomos de hidrógeno siguen conservando su protón y en consecuencia la molécula que se ha formado, es más positiva por un lado que por otro.

Si volvemos a los iones magnesio, estos han cedido los dos electrones de su capa exterior para adquirir la configuración de gas noble y han quedado con dos cargas positivas y de ese modo han llegado al intestino; pero todos sabemos que las cargas de signo opuesto se atraen y por tanto al magnesio que tiene una fuerte carga positiva, le rodea una capa de moléculas de agua por donde poseen la suya negativa y de ese modo, acompañado de una nube de estas sigue con las heces, haciendo que estén más blandas y sean más fáciles de evacuar. A la mayoría de las mujeres, esto les va de maravilla, pues en general tienden a ser extreñidas.

En el caso de que a los varones el magnesio les aligerara mucho el vientre, la solución es empezar a tomarlo en dosis pequeñas e ir aumentando poco a poco hasta alcanzar la cantidad conveniente.

Sin embargo, les interesa saber que personas que han tenido diarrea debido a pasar una enfermedad intestinal, tengo cartas que atestiguan cómo tomando magnesio y comiendo adecuadamente se han curado. Es más he conocido casos en que en problemas graves del intestino, como es la colitis ulcerosa o la enfermedad de Crohn, Leo Galland, suele dar cantidades de magnesio que duplican las que corrientemente se toman que son entre 350 a 450 miligramos al día y él recomienda hasta 700, teniendo en cuenta que en estos enfermos hay una mala absorción intestinal (*Magnesium* 7-2-1988 E. Karger).

QUÉ CANTIDAD TOMAR Y CONCENTRACIÓN DE MAGNESIO EN LA SANGRE

Cuando se tiene alguno de los síntomas que he descrito en el capítulo correspondiente, la cantidad recomendada como suplemento, oscila entre los 300 a 450 miligramos-día, repartida al menos en dos comidas y recomendable en tres.

Esa cantidad es simplemente orientativa, pues la total que vamos a ingerir depende de los alimentos que tomemos ese día, ya que si comemos almendras, cacao y soja podemos aumentar llamativamente la ingesta de magnesio.

Hay neurólogos alemanes que dan 600-700 miligramos y en ocasiones llegan a los 1.400. Estas cantidades desde luego deben tomarse repartidas al menos en cuatro o cinco tomas, pues concentraciones muy grandes no se absorben por falta de transportadores y, al continuar en el intestino, ablandarán mucho las heces por la razón que he explicado en el capítulo anterior.

Algunas personas, buscando la acción laxante toman bastante más, precisamente para tirarlo y que al acabar en los residuos hagan aumentar su volumen con el agua que los iones magnesio llevan rodeándolos. Esto tiene mucho interés en personas de edad, porque, por un lado, les regula el peristaltismo intestinal, ya que el sistema nervioso lo necesita en su funcionamiento y además, los residuos son más fáciles de evacuar al ser más húmedos. En ancianos con verdaderos problemas de estreñimiento, les recomiendo trocear dos kiwis o ciruelas con un yogur mezclado en un bol y añadir 2 cucharillas de carbonato de magnesio y si no hay una obstrucción intestinal, esto funciona y no es un medicamento, sino simplemente alimentos.

Cuando ustedes compren el magnesio en comprimidos, en el botecito encontrarán el contenido en ion magnesio de cada uno de ellos; así en muy fácil calcular cuántos se deben tomar para llegar a los 300 o 400 miligramos que habitualmente se recomiendan. Pero si usted cuando leía los síntomas de la falta de magnesio daba muchos síes, no tenga ningún temor en llegar a los 500 miligramos o más al día.

Además, la misma persona nota que ya no tiene calambres, ni contracturas ni aquel nerviosismo tan molesto que se padece sin saber por qué; tampoco los inquietantes pinchacitos en el pecho o las taquicardias que asustan tanto y que cuando lo consultabas, las achacaban a «los nervios».

Cuando el carbonato o el colágeno se toman en polvo, una cucharilla de las que llaman de postre (yo las califico como de café con leche) equivale a 2-3 comprimidos. Es decir, 5 comprimidos de colágeno con magnesio, equivalen a 2 cucharillas colmadas del mismo, aproximadamente. Y no hay problema en la exactitud de las medidas, pues no estamos tratando de medicamentos, sino que hablamos de alimentos.

Y ahora llegamos a un punto conflictivo, porque voy a decir que los límites que se dan en análisis en los que se ha mirado el magnesio no son correctos. En los que he visto se admite que la concentración en sangre debe estar entre 1,6 y 2,6 miligramos por 100 centímetros cúbicos. Pues afirmo que no, que solo está bien entre 2,2 y 2,6, y que el ideal es de 2,4 miligramos por cien centímetros cúbicos.

Veo que a muchas personas que han pedido este análisis y tienen 1,8 ó 1,9, naturalmente, el médico les dice que están bien, y eso no es cierto. A lo largo de los años ochenta y a finales de los ochenta y primeros noventa, se publicaron dos revistas dedicadas exclusivamente a este elemento y son: *Magnesium,* de la editorial Karger y *Magnesium Research,* de la editorial John Libbey, ambas dedicadas a publicaciones médicas. He estado suscrita a las dos; se las recomiendo, aunque en la actualidad no sé si será posible encontrarlas.

PARTE IV.
CONCLUSIONES

PARTE IV.
CONCLUSIONES

RESUMIENDO

Están produciéndose muertes repentinas muy llamativas, porque ocurren en deportistas jóvenes e incluso adolescentes.

Entre el músculo y el suero sanguíneo hay una diferencia de potencial eléctrico de unos 60-70 milivoltios. (También entre la neurona y el líquido cefalorraquídeo.) Ello es debido a que en el interior de la célula hay menor concentración de iones K+ y Mg++ que en el exterior de Na+ y Ca ++. Cuando el músculo se contrae, entran sodio y calcio y sale potasio, y se anula la diferencia de potencial. Para restablecerlo, debemos introducir el potasio y a la vez sacar el sodio y el calcio, para que de nuevo el interior tenga una menor carga eléctrica que la que hay en el exterior.

Para hacer esos intercambios hay unos canales y sabemos que hay personas que tienen defectos en los del sodio y del calcio; que los defectos de ese tipo son genéticos y que en esas familias se dan muertes repentinas en personas jóvenes.

Pero lo que ocurre con demasiada frecuencia es que está pasando en deportistas sanos como lo atestiguan las revisiones médicas a las que se les había sometido, para ficharlos en tal o cual club.

Se ha estudiado el funcionamiento del músculo y se ha visto que cuando se contrae entran en él sodio y calcio, y sale potasio; para relajarlo, es preciso introducir el potasio y sacar el sodio y el calcio, contra un gradiente de concentración, haciendo lo contrario de lo que ocurriría naturalmente. Para conseguirlo, se hace un trabajo cuya energía la suministra el ATP, y aquí es donde yo encuentro el primer fallo: nadie habla de que esa molécula es magnesio-dependiente y que con una concentración baja de este elemento, no funciona.

Es decir, y lo repito por enésima vez; para que en el músculo pueda entrar el potasio y se relaje, hay que sacar a la vez el calcio y el sodio, con un gasto de energía que suministra el ATP que es magnesio-dependiente y solo si las bombas que lo hacen funcionan bien, se restablecerá la diferencia de potencial eléctrico.

También conocemos hace bastantes años cuáles son las fuentes de energía que utiliza nuestro organismo para obtener joules y realizar trabajo físico; fundamentalmente es la glucosa, que se degrada formando al unirse al coenzima A, la molécula de acetilco-A y con esta, obtenemos en el llamado «ciclo de Krebs» la energía para movernos y realizar trabajo físico. En 1972 ya teníamos un plano muy detallado de los pasos necesarios para la obtención de la misma; y en dos de ellos, entra el hierro. Pero a partir de los años setenta, los químicos pueden analizar con más facilidad el magnesio y ya en libros de Bioquímica de los años ochenta aparece la necesidad del mismo, en cinco pasos del ciclo de Krebs.

En general, esto se traduce en que se necesita mucho magnesio para realizar ejercicio físico y no solo hierro como se especificaba antes.

Por otra parte, en situaciones apuradas, tenemos descargas de adrenalina que es una hormona que hace latir el corazón más deprisa y manda la sangre en mayor medida a los brazos y las piernas en detrimento del cerebro y los órganos internos.

Si en las arterias que riegan el cerebro disminuye el aporte de sangre porque esta va de preferencia al aparato locomotor y ya estaban contraídas por falta de magnesio, el cerebro acusará esta falta de aporte sanguíneo con pérdidas del conocimiento, entrar en coma, o la muerte según la gravedad de la situación. Y eso es lo que se está viendo en la actualidad con demasiada frecuencia.

El magnesio en el deporte

Por otro lado, y aunque aquí no lo explican los expertos en nutrición que aparecen en los medios, hace más de cincuenta años está disminuyendo el capital en magnesio de los suelos, porque no se está restituyendo con los abonados que generalmente se realizan. Eso ha hecho que cada vez sea menor el contenido del mismo en los alimentos y salvo unos pocos que lo hacemos entre los que me encuentro, no se está explicando este hecho al público en general. Incluso a mí se me atacó y porque avisaba de ello se me tacho de «indocumentada» y consiguieron borrarme de los debates y trabajos que hace unos veinte años trataban de nutrición. Pero los hechos son los hechos, y ahí están dándome la razón. Y recuerden que la doctora Sandi también habla de la deficiencia de magnesio en su caso, en relación con los problemas de la inteligencia.

Y SEGUIMOS...
DE NUEVO OTRAS MARATONES

Durante la elaboración de este libro se han celebrado diversos acontecimientos deportivos de primer orden: olimpiadas, campeonatos mundiales, maratones... y una me llamó la atención, para sumar a los casos ya existentes. Se corría la maratón en Berlín y los primeros en llegar son tres keniatas, un abisinio, un japonés y hay que esperar al octavo clasificado, para encontrarnos con un europeo, o un occidental, como quieran ustedes llamarle. En este caso, un español.

Y si repasan vencedores de otras pruebas similares, se encontrarán con habitantes de países con suelos volcánicos (que son más ricos en magnesio) Kenia, Abisinia, Japón... ¿A nadie hace reflexionar este hecho, de que hay algo en la alimentación de estas personas que les permite hacer lo que no pueden aquellos tan entrenados con unas dietas y unos cuerpos tan cuidados?

El magnesio en el deporte

Cuando vean documentales sobre el Nilo, fíjense que son los arrastres del llamado Nilo Azul (que en realidad es marrón y a veces negruzco), los que dan la asombrosa fertilidad a las tierras de Egipto, como el valor curativo que los pueblos de su ribera obtenían de sus barros que aplicaban en emplastos y también bebían para curar enfermedades. ¿Qué es lo que diferencia estos lodos de tantos otros? Su riqueza en magnesio, porque son cenizas volcánicas cuya composición química encontrarán más adelante.

Ha pasado algún tiempo y viendo un reportaje sobre los pueblos de Cáucaso salió una mujer de 120 años desgranando el maíz que iba a dar a las gallinas que cuidaba y dijeron que en aquellos parajes hay muchas personas centenarios y varios balnearios con aguas consideradas «milagrosas», cuya composición química no quieren revelar y que yo juzgué que serían magnésicas: en efecto, provenían del lago interior en un volcán, eran carbonatadas y sin embargo pobres en calcio. Tengan en cuenta que los terrenos volcánicos son ricos en olivino o peridoto, augita y hornblenda. En consecuencia, las aguas que están en contacto con esos y otros minerales son ricas en magnesio y hierro, dos nutrientes de los que a veces se tienen deficiencias que conducen a problemas que en ocasiones son muy serios.

Los minerales que forman el manto de la tierra, como son ricos en magnesio y hierro, se llaman **máficos.**

En cambio, si consideramos la composición química de los que forman las rocas de la corteza que no son sedimentarias, es decir, las llamadas plutónicas o ígneas, veremos que en ellas no entra el magnesio como componente fundamental, ya que son junto con el cuarzo, las ortoclasas y plagioclasas los minerales fundamentales de los granitos, sienitas y dioritas que son las rocas más abundantes en los continentes y su composición química, son aluminosilicatos de potasio, sodio y calcio y solo tenemos en cierta medida el magnesio, cuando en la composición de la roca entran también micas negras.

Cuando los suelos son de origen sedimentario solo son ricos en magnesio si están formados por calizas dolomíticas o terrenos originados en sus arrastres en los que la dolomita aparece mezclada con arena o arcillas.

Pero no olviden que llevamos más de cincuenta años abonando fundamentalmente con nitrógeno, fósforo y potasio, siendo esa una de las causas de la disminución de la ingesta de magnesio con los alimentos; además en las madres actuales, como su médico no les deja engordar, no se hinchan a comer chocolate como hacíamos hace años cuando teníamos «antojos» y parecía conveniente satisfacerlos. Recuerden que el cacao es el alimento más rico en magnesio que existe.

Antes de entregar este escrito a la editorial volvemos a tener otra maratón olímpica, la de Londres, y ¿quién o quiénes la

El magnesio en el deporte

han ganado? Las tres medallas han sido de nuevo para personas del Rift de África, es decir, que vive sobre la herida que se está abriendo en este continente y cuyos suelos volcánicos están formados por cenizas muy ricas en magnesio; el primero en llegar fue un ugandés, seguido de dos keniatas y recuerden que los montes de Uganda son volcanes y que el país está entre las dos ramas en que se divide el Rift africano cuando llega a esa zona. ¿No llama la atención de los expertos que en 2012 Kenia, Etiopía y Uganda hayan acaparado las 29 mejores marcas del mundo en pruebas de resistencia?

No olviden lo que repito frecuentemente: el magnesio interviene en la relajación muscular no solo del aparato locomotor, sino también del músculo cardíaco, en el ciclo de Krebs que suministra la energía necesaria para moverse y los tendones, ligamentos y articulaciones que sufren tanto en los deportistas, también necesitan magnesio en gran medida para su formación y regeneración.

Esto implica que es importantísimo tener la concentración correcta en sangre de este ión (del que normalmente se dan los límites mal) y para ello es necesario tener bien las reservas de magnesio que están en el periostio de los huesos. Y, en consecuencia, hay que tomar a diario alimentos que lo contengan, o bien, suplementos del mismo.

Repasen despacio todos los capítulos e irán encontrando con más detalle lo que aquí explico de pasada.

Es tan llamativo lo que ocurre en las competiciones de fondo y medio fondo que vale la pena considerar el caso que describo en el siguiente capítulo.

CÓMO DEBE CUIDARSE EL DEPORTISTA

Hasta ahora he explicado por qué se puede producir la muerte súbita en el deportista y también la causa de la disminución del contenido de magnesio en los alimentos, pero vamos a ir un poco más allá haciendo un repaso de lo que debe ser su alimentación.

En la vida ordinaria hay que hacer un desayuno que aporte proteínas y pueden ser huevos, jamón, lomo, pavo y quesos; es decir, en la primera comida del día es en la que deben ponerse los alimentos que contienen más colesterol ya que es cuando empezamos la actividad física y mental. Además, debe incluir hidratos de carbono como pan o cereales y también debe proporcionarnos alimentos ricos en vitamina C como cítricos, tomates, piña... ya citados en otro capítulo.

La comida debe incluir carnes y las cenas pescados y en todas deben formar parte alimentos que contengan vitamina C (crudos naturalmente, ya que cocinados se desvirtuaría su acción antioxidante). Les repito que la vitamina C solo está 6 horas en la sangre.

Si tomamos la leche, los yogures y quesos normales, nos suministran vitaminas A y D y con el jamón, carnes rojas, lomo de cerdo y sobre todo si comemos hígado nos estamos proveyendo de complejo B; si hemos disminuido suprimiendo estos alimentos de nuestra dieta, también es menor la ingesta de estas vitaminas.

A lo largo del día soy partidaria de hacer cinco comidas, ya que es muy corriente tomar el desayuno entre siete y ocho de la mañana y comer entre dos y tres de la tarde, aunque, desgraciadamente, algunas personas llegan a tomar la que para ellos es la primera comida importante del día, a eso de las cuatro de la tarde. No hace falta que me entretenga a explicar que esto es una barbaridad, por lo que esas víctimas de horarios absurdos, en mi criterio, deben hacer lo que yo llamo tres desayunos pudiendo ser uno de ellos a base de leche con cacao.

En estas comidas tiene mucho interés introducir magnesio y también colágeno. ¿Por qué? Porque cada vez falta este elemento en mayor medida; y el colágeno, porque es una proteína que se diferencia del resto en que sus aminoácidos son muy repetitivos. Casi de cada tres, uno es glicina y de cada cuatro el quinto es prolina. Este hecho no ocurre en otras proteínas y, en consecuencia, la cabeza nos dice que para fabricar colágeno, el ideal es tomar colágeno, como se hacía antiguamente con aquellos caldos en los que durante horas se hervían huesos de ternera o cerdo y patas de pollo.

En la actualidad el colágeno lo tomamos como complemento alimenticio; lo ideal en la vida diaria es hacerlo en el primer desayuno, que generalmente se toma en casa y para su comodidad lo encuentran en comprimidos y también en polvo. (Yo tomo 5-6 pastillas repartidas entre el zumo de naranja y el té o la leche); otras personas prefieren una cucharada sopera del que presentamos en polvo con un yogur, y los que lo van a consumir fuera de casa se lo llevan en forma de «sticks», presentación que resulta muy cómoda y práctica.

El bocadillo de tortilla, jamón o lomo debe prepararse la noche anterior y dejarlo ya envuelto en la nevera, para que por la mañana solo tengamos el trabajo de cogerlo. Además, para que no falte la vitamina C, si no se quiere llevar una fruta, pueden optar por un zumo en cartoncito que cumplirá con esa función. Y para los que van a comer muy tarde les queda el recurso de botellines de leche con cacao, que también son ideales para la merienda; precisamente en esta comida del día es cuando pueden tomarse otra vez los comprimidos de colágeno con magnesio, o bien el polvo mezclado con un yogur.

Otras personas, como yo, por ejemplo, reparto los 5-6 comprimidos de colágeno entre la cena y el medio vaso de leche que tomo al acostarme; naturalmente a mi edad, desnatada o de soja.

Es decir, desde un punto de vista, el colágeno con magnesio debe reforzar el desayuno y la tarde-noche, según horario, costumbres de la persona y su finalidad que es tener en buena forma los cartílagos, tendones, ligamentos y huesos del esqueleto.

Y no olvidemos, que aunque aquí nos estamos refiriendo a deportistas, también hay mucho colágeno en la piel, encías, paredes del tubo digestivo, paredes de los vasos sanguíneos, en la córnea..., etc.

Estas consideraciones para tener en buena forma nuestros tejidos, de hecho deben seguirse por todas las personas y con mayor exigencia por los deportistas, ya que ellos hacen un mayor uso, y a veces abuso, de sus articulaciones, tendones y ligamentos.

El día que hay una competición la norma es tomar almidón unas horas antes de la misma, es decir, pasta, arroz o cereales y, si hace frío, con grasas, sean aceites o mantequilla según lugar, edad o posibles problemas metabólicos. De hecho, lo que deben tomar en esa situación ya lo recomiendan los monitores, preparadores y médicos que están involucrados en el programa;

y ya hay muchos deportistas que por su cuenta o porque se lo han recomendado, llevan para tomar «sticks» de colágeno con magnesio.

Y nunca olviden que si se tienen calambres, espasmos, el párpado que late... o cualquiera de los síntomas que cito en el capítulo correspondiente, se debe tomar además cloruro o carbonato de magnesio para cubrir las exigencias mayores que tenemos de este mineral algunas personas; sea porque lo absorbemos mal o no lo almacenamos en la medida debida en el periostio del hueso, o movilizamos mal el almacén cuando se necesita, o perdemos en exceso en la orina. En cualquiera de estos casos, las necesidades en magnesio del individuo están acrecentadas y deben cubrirse tomando cantidades mayores de este mineral.

También el estrés aumenta las exigencias de magnesio y por ello los médicos que estudian con atención estos problemas recomiendan incrementar la cantidad que se toma.

EL MAGNESIO EN EL DEPORTE

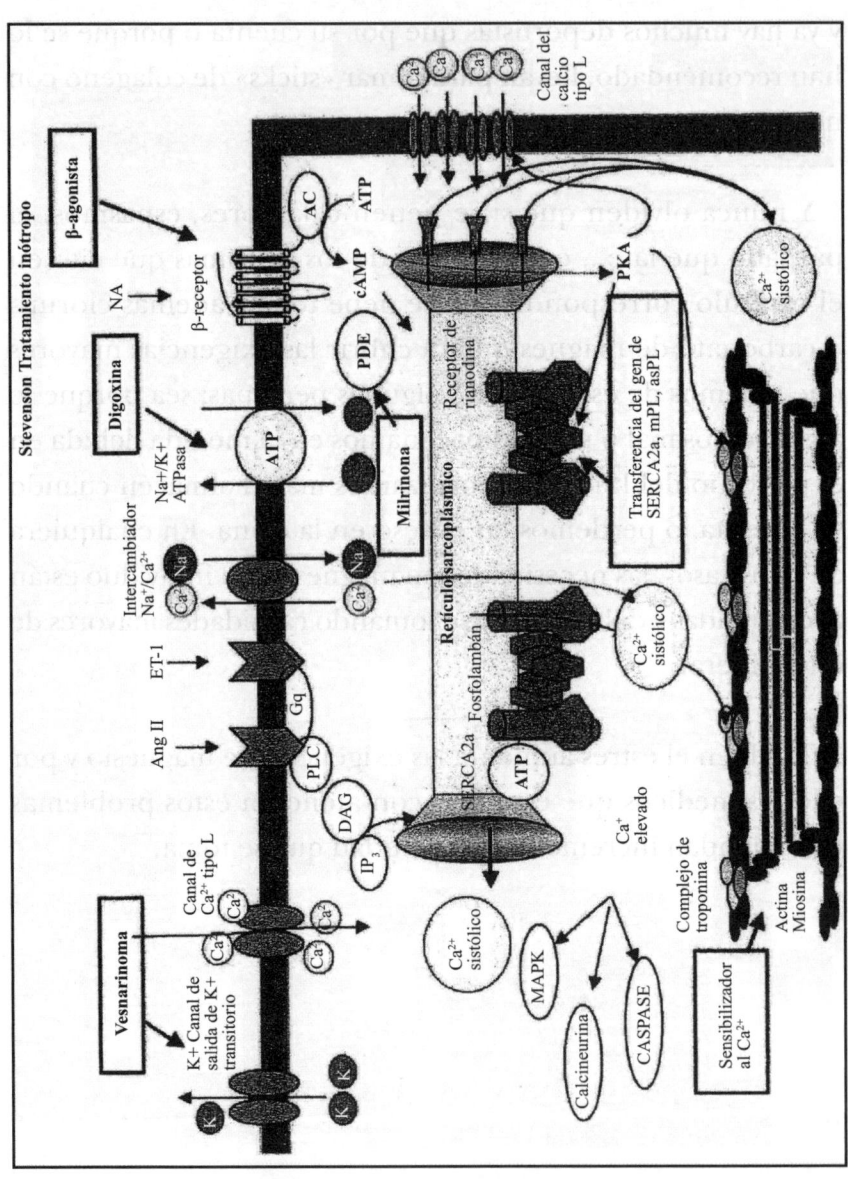

(Figura elaborada en colaboración con Roger Hajjar, MD, Cardiovascular Division; Massachusetts General Hospital, Boston, Mass.)

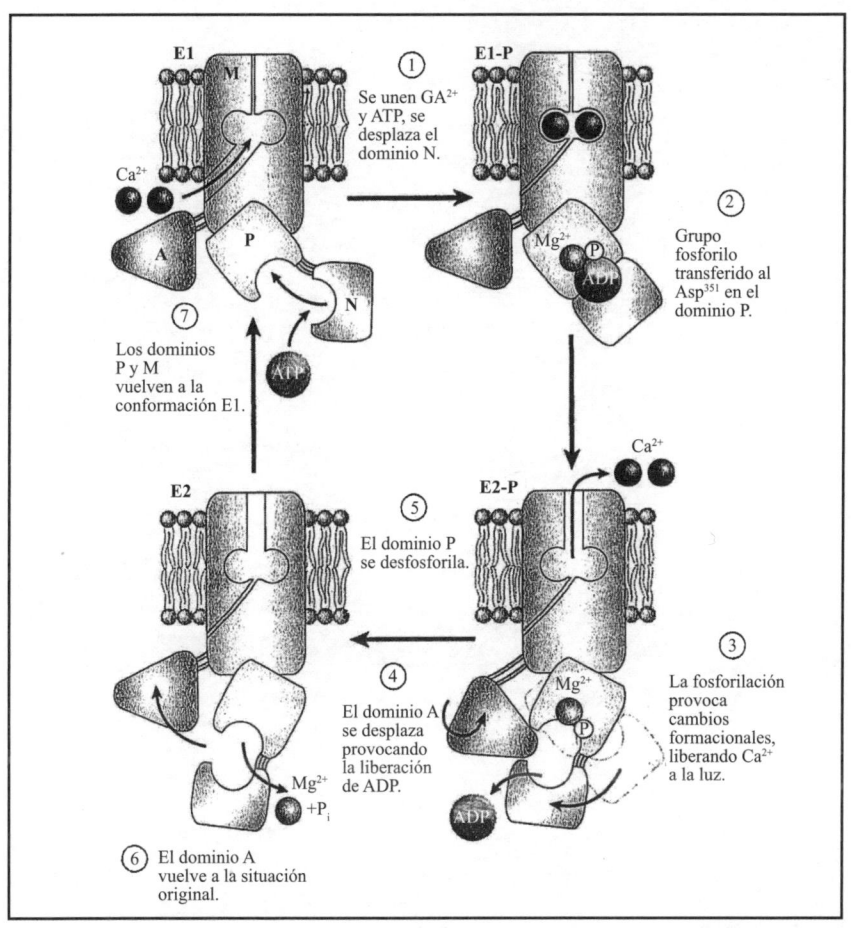

Mecanismo propuesto para la bomba SERCA. Observar que en los pasos 2, 3 y 4 intervienen 3 iones Mg^{++}.

MUCHOS SE VAN A EXTRAÑAR Y ALGUNOS SE VAN A ENFADAR

¿Por qué este título tan raro? Por lo que diré a continuación: se sospecha que a muchas personas y a algunos laboratorios farmacéuticos no les interesa que se conozca el papel crucial que tiene el magnesio en el trabajo del corazón, en la relajación muscular, en el mantenimiento en buen estado de los vasos sanguíneos y el resto de los tejidos corporales, estados de ansiedad..., etc.

Comparen la figura de las páginas anteriores sobre el funcionamiento del corazón que aparece en una revista americana de cardiología con la que corresponde a la *Bioquímica* Lehninger del 2009 y observen que los médicos no citan en ningún momento el Mg++, mientras que en el funcionamiento de la bomba SERCA, los químicos nos dicen que en tres pasos interviene el magnesio.

SERCA. los iones de Ca++ ingresan en el retículo sarcoplasmático por la acción de la bomba Ca++/ATPasa (también llamada SERCA). Esta bomba es una proteína de membrana.

Lo que digo en este capítulo se deduce de una entrevista realizada por Gerald Deas al Dr. Burton Altura; este dice que los corredores de maratón pierden magnesio a través de la orina, (y yo creo que también del sudor) y Gerald le responde que al hacerlo, están perdiendo la regulación del corazón y por este motivo la persona puede morir durante una carrera o haciendo deporte y lo curioso es que al hacerles las autopsias, sus arterias están limpias sin grasa ni colesterol.

Según el doctor Altura, entre el 40 y el 60% de estos corazones que han fallado tienen deficiencia de magnesio y dice que, a pesar de ello, es muy difícil hacérselo comprender a muchos cardiólogos y médicos de la medicina tradicional.

En la misma entrevista sigue diciendo que el magnesio no sirve para hacer dinero ya que es un producto muy barato. Y con esto que acabo de decir pueden pensar lo que deseen, pero hablo atendiendo a la realidad.

Por otro lado, también tengan en cuenta que hasta 1988 no teníamos un buen método para determinar el magnesio libre, cosa que consiguieron él y su esposa Bella Altura. Ahora puede hacerse y explica que están seguros de que muchas enfermedades cardiovasculares están relacionadas con bajos niveles de magnesio iónico.

De hecho, es la misma conclusión a la que se llega cuando se estudia a fondo la química de estos procesos y así mismo que resulta sencillo y barato tomando magnesio prevenir los problemas citados, a veces gravísimos y en ocasiones insolubles cuando se llega a la muerte.

DE MOMENTO, PUNTO Y FINAL

DESGRACIADAMENTE, siguen sucediéndose las caídas y los infartos en deportistas y también en adolescentes en el patio de su colegio. En la semana en que ocurrió el problema del jugador del club de fútbol Salamanca, otro futbolista de regional, murió; dicen que porque no había un desfibrilador en el equipo. En consecuencia y sin nombrar apenas al segundo caído, en la prensa y en los otros medios de comunicación se habló bastante del tema, presentándose el 6 de noviembre de 2010 en la 2 de la TVE, un reportaje muy interesante sobre el llamado «síndrome de Brugada».

Este doctor ha descubierto que hay familias con una mutación que hace que al funcionar mal la repolarización del músculo cardíaco se produce una fibrilación ventricular, que, si dura cierto tiempo, el paciente muere (eso es lo que entendí yo).

Esto no desvirtúa lo que explico en este libro, pues en los casos que nos presentó, las personas que lo habían padecido, una niña tenía unos 10 años; había un adulto de unos 30 y un anciano oriental que aparentaba unos 70. Esas personas habían vivido con su problema, hasta que apareció algo que hacía emerger su dificultad para repolarizar sus músculos cardíacos y restablecer la diferencia del potencial eléctrico que hay entre el el interior celular y el medio que lo baña.

Insisto, sabemos que hay personas cuyas necesidades magnésicas están acrecentadas: son las que tienen el sistema HLA Bw35 y, naturalmente, este problema afecta a algunos individuos de determinadas familias.

Creo que nos haríamos una idea de lo que puede suceder preguntando a los deportistas si sufren calambres, contracturas, sensación de bola en la garganta, taquicardias, extrasístoles, arritmias, o si se despiertan cansados habiendo estado en la cama lo que se considera normal; si sienten como latidos en el párpado u hormigueo alrededor de la boca, si ven lucecitas al cerrar los ojos o se dispara un «tic» en un músculo cualquiera. En otros casos, al dormir o soñando, parece que se cae o se vuela.

Creo que con varias respuestas afirmativas debe mirarse la concentración Mg^{++} en la sangre y recalco, que solo es correcta de 2,2 a 2,6 mg por cien cc y no, de 1,6 a 2,6 como suele darse en ciertos análisis, porque a 1,4 mg por cien cc ya puede ocurrir la muerte súbita según los expertos en el tema.

A la vez, el hecho de que hoy en día hay más ataques al corazón o al cerebro por estrechamientos que por obstrucciones en las arterias, según explican los especialistas, avala lo que expongo en este libro.

CURIOSIDADES Y DATOS RELACIONADOS CON EL TEMA

En este punto me refiero a futbolistas de primera división que son personas que se someten a revisiones médicas exhaustivas como todos sabemos:

- 28 Agosto 2007. Antonio Puerta, jugador del Sevilla de 22 años, falleció después de un partido de liga con el Getafe.

- 29 Diciembre 2007. Phil O'Donell, murió en Escocia tras desplomarse sobre el césped en un partido contra el Dundee United.

- 8 Agosto 2009. Dani Jarque, capitán del Español, mientras se encontraba concentrado con su equipo en Italia.

- 16 Noviembre 2009. El delantero mexicano Antonio de Nigris que jugaba en el Larissa de la primera división del fútbol griego.

- 14 Abril 2012. Piermario Morosini de 25 años cayó jugando con el Livorno en el campo del Pescara. Y en el mes anterior, Fabrice Muamba se salvó de milagro tras sufrir un paro cardíaco en pleno partido con el Bolton.

Si pasamos de nuevo a las maratones, hay datos muy curiosos y llamativos a mi manera de entender las cosas. Por ejemplo, en las maratones que se habían celebrado en el 2012 hasta el mes de Septiembre, los 29 primeros puestos son para corredores que viven sobre las cenizas ricas en magnesio de los países coronados por volcanes que hay en el Rift africano: es decir, Etiopía, Kenia y también Uganda.

En un estudio realizado en el 2012 en USA y que abarca 10 años, desde el 2000 al 2009 y que analiza las muertes que se han producido en maratones se ha llegado a la conclusión que de las 28 producidas (6 mujeres y 22 hombres), el 50% de los fallecidos tenía más de 45 años y la causa de muerte en el 93% de los casos era un infarto de miocardio o enfermedad coronaria.

En cambio en los jóvenes, (menos de cuarenta y cinco años), la causa más frecuente era el paro cardíaco por CAUSA NO ESPECIFICADA.

Como ven, nunca tienen en cuenta lo que apuntamos los doctores Burton Altura, Pérez Albela, y yo misma de lo que estoy avisando hace años: analicen la concentración de Mg++ en sangre de los que caen y de los que mueren haciendo deporte. Me darán la razón de que tomando suplementos de magnesio se podrán evitar fallecimientos tan dolorosos como los de estos jóvenes sanos y voluntariosos, que, creyendo hacer algo bueno, mueren o comprometen su salud gravemente.

Minerales que predominan en el magna

- Olivino SiO_4MgFe
- Aufita $(SiO_3)_2MgFe$
- Hornblenda $Si_8O_{22}(OH)_2CaFeMg$

Minerales que abundan en la corteza

Feldespatos
- Ortosa Si_3O_8AlK
- Albita Si_3O_8AlNa
- Anortita $Si_2O_8Al_2Ca$

Feldespatoides
- Nefelina SiO_4AlNa
- Leucita Si_2O_6AlK

PREGUNTAS Y RESPUESTAS DE INTERÉS

¿Qué cantidad de magnesio debe tomar un deportista?

Depende: si tiene calambres, contracturas, ansiedad,... unos 400 a 500 mg de ión Mg++ al día.

Pero si además tiene arritmias o taquicardias, yo creo que de 400 a 800 mg por día, repartidos en 3 ó 4 tomas; es decir, con el desayuno, comida, merienda y cena.

¿Es cierto que necesitamos 300 mg/día?

El que dice eso ha estudiado poco el tema, no sabe que ciertas personas lo asimilamos mal y nuestras necesidades están acrecentadas, y que el pueblo que tiene la esperanza de vida más larga de la tierra, el japonés, toma unos 650 mg/día con su alimentación.

¿Por qué se dice que se necesitan 300 mg al día?

Para mí es un misterio, pues la gente más longeva de la tierra y que tiene menos problemas cardiovasculares son los japoneses, armenios y otros pueblos que viven en el Cáucaso y regiones con suelos muy ricos en magnesio, que ya se han estudiado; pero yo digo que calculen la cantidad de magnesio que toman los etíopes y keniatas que viven en el Rift, es decir, sobre cenizas volcánicas, que yo nunca he visto que den esos datos, y estoy segura de que al menos igualan y, posiblemente superan, la cantidad que toman los japoneses y, como ellos, tienen muy pocos problemas cardiovasculares.

¿Cómo podemos tomarlo?

La manera más barata y eficaz es en forma de cloruro y en forma de carbonato.

¿Cómo puedo tomar el cloruro?

Puede tomarse 1/2 cucharadita pequeña, en 1/2 vasito de agua con las comidas; sabe amargo, pero basta tomar un sorbo de agua limpia detrás para que· su gusto desaparezca. Si hay dos o más síntomas de deficiencia, en la tres comidas; si es para prevenirla, dos veces al día, y si hay varios síntomas, cuatro veces, o sea, en cada comida y también en la merienda.

Una manera muy cómoda es poner una cucharada sopera del producto en un litro de agua en una botella de cristal y tomar unos 30-40 cm^3 de la disolución, dos, tres o cuatro veces al día. Pero a muchas personas no les apetece así y prefieren en comprimidos; entonces en el envase encontrarán la cantidad de ión Mg++ que contiene cada pastilla y tomarán 3, 4, 5 ó 6. Incluso con arritmias y taquicardias o pérdida de visión durante un tiempo, 2-2-2-2; es decir, ocho.

Pero también puede suministrarse como carbonato, cuya fórmula es: Mg CO$_3$. Entonces, cuando este llega al estómago y se encuentra con el ácido clorhídrico que nuestro órgano fabrica, se forma cloruro magnésico, CO$_2$ y agua.

En esta forma va muy bien para los que tienen hiperacidez (exceso de ácido) y si lo toman cuando este les molesta, que suele ser alrededor de una hora después de haber comido, con agua, les resuelve el problema, como antes se hacía con bicarbonato sódico.

Aproximadamente una cucharilla de carbonato con cierto colmo equivale a 1/2 pequeña de cloruro y en consecuencia, se deben tomar de dos a cuatro cucharillas al día, según haya algún síntoma o varios, de deficiencia de magnesio.

El mismo carbonato está en pastillas y más o menos, dos comprimidos equivalen a una cucharilla, pero siempre tienen la posibilidad de mirar en el envase, la cantidad que llevan de ion magnesio. Esta presentación tiene la ventaja de que es insípida y que no parece «sal», entendiéndose por esta la sal de cocina que tiene sodio y puede subir la tensión; por eso, para los que el temor a las «sales» les impide tomarlo, el carbonato va muy bien, pero, además, para el que rechaza el sabor del cloruro (niños y algunos ancianos). Pero si no tienen exceso de ácido en el estómago, harían las digestiones más lentas ¿Cómo resolverlo? Dándoselo o tomándolo usted mismo, con algo ácido: es decir, agua de limón, zumos de frutas, en la ensalada, con el yogur... Como ven, hay solución; por las mañanas con el zumo de naranja y por la tarde con el yogur y en la comida y la cena, espolvoreándolo en las ensaladas.

Y los que tienen, en cambio, hiperacidez en la oficina, se lo llevan en comprimidos y se lo toman con agua o con leche.

¿Por qué hay quien ha escrito que el magnesio tomado como suplemento no se asimila?

Esta información es muy grave y denota gran ignorancia y mala fe de quien lo afirma. ¿Cómo tomamos el sodio, el potasio, el calcio o el hierro si nos hacen falta?

Como suplementos, siempre por la boca, salvo que la persona esté inconsciente, pero no estamos hablando de enfermos sino de cómo equilibrar la dieta en este mineral que en gran parte del mundo occidental escasea, en parte por el abonado que corrientemente se utiliza y también porque comemos menos semillas (que es donde hay más magnesio) que los pueblos a los que he citado, que toman soja y cereales y legumbres que nosotros no conocemos.

Tengan presente que los deportistas de élite africanos no abandonan su alimentación habitual al llegar a la cima y que esta se apoya en semillas, aunque los que pueden también toman leche y pollo.

¿Puede ser peligroso tomar mucho magnesio?

Por vía oral no, ya que para sus iones pueden pasar a la sangre, necesitamos unos transportadores que son unas proteínas que tenemos en la pared del intestino, que naturalmente están en número limitado y, los iones que no han sido tomados por un «carrier» que los lleven a la sangre, siguen en el intestino. Pero como tienen dos cargas positivas y las moléculas de agua son polares (repasen el capítulo en que lo explico), rodeados de estas moléculas continúan en él, haciendo que las heces sean más acuosas y en consecuencia, más fáciles de evacuar. Es decir, la mayor parte (se cree que dos tercios) del magnesio que se ingiere se elimina con las heces.

¿También se elimina con la orina?

Sí, una pequeña parte del que ha pasado a la sangre y precisamente, cuando la deficiencia de magnesio es severa, se pierde muy poco con la orina y se *forman cálculos de oxalato cálcico*. Es decir, poco magnesio en sangre, poco en consecuencia en la orina y precipitación de cristales de oxalato cálcico en los riñones que aparecen o no, en la orina y que van formando «piedras de riñón».

Lean mi libro *Contestando a sus preguntas sobre el magnesio*.

¿Es bueno el lactato y otros compuestos de magnesio?

El lactato se recomienda, porque es menos laxante, porque lo que ocurre es que tiene mucha menor proporción de magnesio, ya que su fórmula es:

$(CH3-CHOH-COO)_2Mg$; fíjense que lo que está dentro del paréntesis está duplicado, frente a un átomo de magnesio; suele darse a personas, que por ir ligeras de vientre, no se atreven a tomar cloruro o carbonato, pero evidentemente, toman una cantidad menor del elemento que nos interesa, que con los otros compuestos. En estos casos yo suelo recomendar que se empiece poco a poco y normalmente con tiempo, puede tomarse la cantidad necesaria en la forma más barata y fácil de encontrar.

¿Son mejores los otros compuestos de magnesio que recomiendan algunas personas?

No, lo que sucede normalmente es que son más caros y para ello buscan compuestos menos corrientes o se les añade una vitamina.

¿Debe tomarse el magnesio toda la vida?

Mientras se siga abonando con nitrógeno, fósforo y potasio, sí, y después tardarán años en recuperarse los terrenos de labor del expolio que se hizo de este elemento y no se tuvo en cuenta su restitución.

¿Podemos tomar el magnesio con los alimentos corrientes?

Sí, siempre que comamos grandes cantidades de chocolate, almendras y soja, que son los que lo contienen en mayor medida, pero quizá las personas que tienen el sistema HLA. B35 siempre necesiten suplementar la dieta con complementos de magnesio.

¿Por qué?

Porque sabemos que es en las personas que tienen esas características que son genéticas, sea porque lo absorben mal, o no lo almacenan en suficiente medida, o movilizan mal el almacenado, o pierden más en la orina, sus necesidades están incrementadas y se les recomiendan suplementos de 700 mg o más de magnesio diariamente.

¿Por qué en algunos compuestos de magnesio se recomienda «descansar» un tiempo y volver a tomarlos?

Los complementos de magnesio que se ofrecieron al principio, fueron los que se llamaron «los cuatro halógenos» del mismo y en efecto eran unos comprimidos de cloruro, bromuro, ioduro y fluoruro, pero ahora sabemos que los bromuros son hipnóticos, los ioduros en exceso afectan al tiroides, y los fluoruros producen fluorosis en huesos y dientes, que es una enfermedad que en ciertos aspectos se parece a la osteoporosis. En consecuencia, no interesa que se den bromuros, ioduros y fluoruros, pero si los comprimidos tenían licencia como medicamentos, y era muy difícil obtener nuevos permisos, en algunos casos se han conservado (al menos en parte) las fórmulas y por eso se recomienda que no se consuman seguido.

Evidentemente, eso no ocurre con el cloruro, pues el ácido clorhídrico es necesario para ayudar a la digestión de las proteínas y todos sabemos que incluso lo fabrica nuestro estómago. En consecuencia, los cloruros y carbonatos pueden tomarse toda la vida sin descansar y, además, cada vez los alimentos son más pobres en magnesio en los cultivos abonados con los fertilizantes que solo aportan nitrógeno, fósforo y potasio.

¿Son buenos el óxido y el hidróxido?

El óxido y el hidróxido son «muy fuertes», es decir, en pequeña cantidad tienen una gran concentración de magnesio; como son muy alcalinos, deben tomarse siempre con alimentos, con agua de limón o zumos de frutas.

¿Por qué magnesio con colágeno?

No, es colágeno con magnesio. En este producto se ofrece la proteína más indicada para regenerar los tejidos formados por la misma, con el magnesio necesario para que nuestro organismo, con los aminoácidos que obtenemos en su digestión pueda fabricar el de los huesos, cartílagos, tendones, ligamentos..., etc.

¿Cómo es mejor el colágeno con magnesio en comprimidos o en polvo?

Es lo mismo y normalmente muchos los eligen en comprimidos que toman con zumo, la leche o incluso agua. Pero hay personas como niños, o ancianos que ya toman muchas pastillas, que lo prefieren en polvo, el cual, puede mezclarse con cualquier alimento; también de este modo es mejor para los que tienen reflujo estomacal (por ejemplo, por tener hernia de hiato) y toman poco líquido para evitarlo.

¿Cuándo es la mejor hora para tomarlo?

En nuestro país es muy interesante en el desayuno, que normalmente es la comida que aporta menos proteínas y después en la merienda, si hay un intervalo largo entre el almuerzo y la cena o a última hora, si esta es ligera, cosa muy corriente, sobre todo en las señoras.

¿Pueden tomarlo los niños y ancianos?

No solamente pueden, sino que tiene mucho interés en dárselo a los inapetentes o cuando dicen que les duelen las piernas y el médico dice que «son dolores de crecimiento» y a las personas mayores que tienden a comer ligero, para reforzar precisamente con la proteína que más necesitan, su esqueleto.

¿Cuáles son las dosis de magnesio para niños, jóvenes y adultos que hacen deporte?

Las dosis no dependen de la edad ni del deporte, sino de que siempre se debe complementar nuestra alimentación en magnesio, porque es pobre en este mineral y creo que cualquier persona debería añadir al desayuno 5 ó 6 comprimidos de colágeno con magnesio, porque así lo enriquecemos en la proteína que forma el esqueleto, tendones y ligamentos, y con algo de magnesio.

Ahora bien, cuando se tiene cualquiera de los síntomas de su déficit, se debe tomar magnesio en forma de cloruro o carbonato, una o más veces en el día; a más síntomas o más llamativos, más magnesio. Hay que poner muchas dosis de sentido común, y recuerden que hay médicos alemanes que dan más de 1000 mg de ión de magnesio al día.

¿Cuánto magnesio ha de tomar la mujer embarazada que hace deporte?

La mujer embarazada, haga o no haga deporte, debe tomar magnesio dos o tres veces al día; y, como siempre, en el desayuno, de preferencia 5 ó 6 comprimidos de colágeno con magnesio.

¿Cuándo hay que dejar de tomar magnesio o colágeno con magnesio?

Las personas que hacen una dieta hiperproteica para adelgazar, como es la de Dukan, no deben añadir más proteína a la misma, y conviene que dejen el colágeno tomando solo magnesio.

El colágeno debe dejarse cuando hay una infección renal por «proteus»; una vez curada la infección, pueden volver a tomarlo. En cambio, cuando hay cálculos de oxalato cálcico, e recomienda siempre, primero para deshacerlos y luego para evitar que se formen.

¿Se toman distintas cantidades de magnesio en función del deporte que se practique?

No, el magnesio se toma en función del gasto que se hace, sea cual sea el deporte, o los síntomas de déficit que se tengan.

¿A qué edad ha de empezar un niño que hace deporte?

El niño, tanto si hace deporte como si no lo hace, debe tomar magnesio cuando tiene alguno de los síntomas de su deficiencia: despertarse sin ganas de levantarse o de jugar, dormir inquieto, tener hipo, dolores de rodillas, problemas para poder fijar la atención, tics, o cualquiera de los citados ya en otras páginas.

¿En qué sitios además del Rift hay riqueza de minerales magnesianos en los suelos?

Los suelos ricos en magnesio son volcánicos de color oscuro y los que mejor se aprovechan es cuando los materiales que ha vomitado el volcán están de forma de cenizas; los más interesantes son los formados por olivino, piroxenos y anfíboles.

BIBLIOGRAFÍA

—Karlson, Peter, *Manual de bioquímica*, 1972.

—Lehninger, *Principios de bioquímica*, 1974, 1980 y 2009.

—Jungerman, K. y Möhler, H., *Bioquímica*, 1980.

—Harper, *Bioquímica ilustrada*, 1980.

—Montgomery-Dryer, *Bioquímica médica*, 1980.

—Stryer, Lubert, *Bioquímica*, Reverte (7.ª ed.), 2013.

—Metzler, D.E., *Bioquímica*, 1981.

—Revistas: *Magnesium* (Ed. Karger), *Magnesium Research* (Ed. John Libey).

—American Heartwit Association, 2004.

VADEMÉCUMS

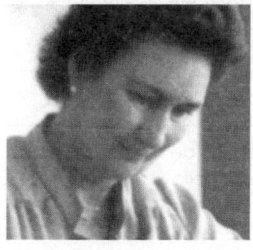

Todos hemos oído decir a algunos expertos que comiendo variado, no falta nada en la dieta.
No obstante, esta afirmación no es totalmente cierta. La alimentación actual ha limitado sensiblemente la ingesta de fósforo, hierro, complejo B y vitaminas A y D, al suprimir o disminuir el consumo de vísceras, grasas animales y yemas de huevo, debido, en parte, al seguimiento de dietas de adelgazamiento y control de colesterol.

Además y esto ha pasado desapercibido a la clase médica, los agricultores han provocado con el abono químico una sensible disminución del magnesio, contenido en los alimentos.

Nuestros complementos pueden ayudar a subsanar dicho desequilibrio devolviendo a la dieta la cantidad correcta de estos nutrientes y resolver de una manera sencilla problemas serios y a veces muy dolorosos de salud.

Gracias por su atención.

COLÁGENO CON MAGNESIO
Comprimidos

PROPIEDADES

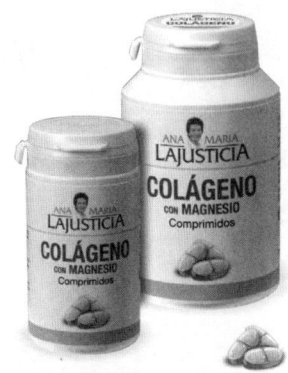

El colágeno es la proteína más abundante en el cuerpo humano, siendo el constituyente esencial de los cartílagos, tendones y huesos, por lo cual sus necesidades las tenemos a diario. Todo el tejido conectivo de nuestro cuerpo y articulaciones está formado por colágeno, por lo que su aporte nos ayuda a regenerar su desgaste y envejecimiento, y a mantener en buen estado nuestras articulaciones, huesos, piel y a estar en forma. A este compuesto le hemos añadido Magnesio que es un elemento que participa muy activamente en la formación de todas las proteínas del organismo. Así mismo, su aporte adicional contribuye al funcionamiento normal de los músculos. La piel requiere colágeno para su mantenimiento y para retrasar la aparición de arrugas. El cabello necesita, para estar saludable, unos buenos aportes de colágeno. Las uñas para estar fuertes y sanas necesitan poder disponer de colágeno.

INDICACIONES

Artrosis, osteoporosis, tendinitis, rotura de ligamentos, deterioro de la piel, rotura de vasos sanguíneos (hematomas espontáneos), caída del cabello y uñas frágiles.

MODO DE EMPLEO, según VRN*

COMPRIMIDOS: Tomar de 6 a 9 comprimidos al día, repartidos en el desayuno y la cena.

Contenido por dosis diaria de 6 comprimidos: Colágeno hidrolizado 3,6g, Ión Magnesio 185mg (49% VRN*).

PRESENTACIÓN

Bote de 75 y 180 comprimidos.

*VRN: Valores de Referencia de Nutrientes

COLÁGENO CON MAGNESIO
Polvo

PROPIEDADES

El colágeno es la proteína más abundante en el cuerpo humano, siendo el constituyente esencial de los cartílagos, tendones y huesos, por lo cual sus necesidades las tenemos a diario. Todo el tejido conectivo de nuestro cuerpo y articulaciones está formado por colágeno, por lo que su aporte nos ayuda a regenerar su desgaste y envejecimiento, y a mantener en buen estado nuestras articulaciones, huesos, piel y a estar en forma. A este compuesto le hemos añadido Magnesio que es un elemento que participa muy activamente en la formación de todas las proteínas del organismo. Así mismo, su 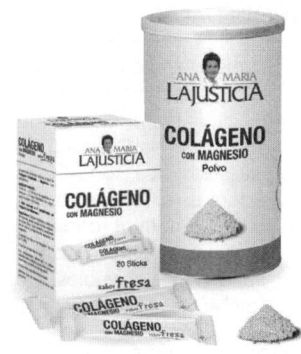 aporte adicional contribuye al funcionamiento normal de los músculos. La piel requiere colágeno para su mantenimiento y para retrasar la aparición de arrugas. El cabello necesita, para estar saludable, unos buenos aportes de colágeno. Las uñas para estar fuertes y sanas necesitan poder disponer de colágeno.

INDICACIONES

Artrosis, osteoporosis, tendinitis, rotura de ligamentos, deterioro de la piel, rotura de vasos sanguíneos (hematomas espontáneos), caída del cabello y uñas frágiles.

MODO DE EMPLEO, según VRN*

POLVO: Tomar 3 cucharaditas de postre al día, repartidas en las principales comidas. Este alimento puede tomarse con líquidos y también con purés, yogurt, etc.
Contenido por 3 cucharaditas de postre (7,5g): Colágeno hidrolizado 7g y Ión Magnesio 122mg (32% VRN*).

STICK: Tomar de 1 a 2 sticks al día repartidos en el desayuno y la cena. Mezclados con yogurt, agua o cualquier otro líquido.
Contenido por stick: Colágeno hidrolizado 3,5g, Ión Magnesio 155mg (41% VRN*). **1 stick equivale a 6 comprimidos de Colágeno con Magnesio.**

PRESENTACIÓN

Bote de 350 g. Caja de 20 sticks.

*VRN: Valores de Referencia de Nutrientes

CARBONATO DE MAGNESIO
Comprimidos y polvo

PROPIEDADES

El magnesio ayuda a disminuir el cansancio y la fatiga. El magnesio contribuye al equilibrio electrolítico, al metabolismo energético normal y al funcionamiento normal del sistema nervioso y de los músculos.
Además, el magnesio contribuye a la síntesis proteica normal, a la función psicológica normal y al mantenimiento de los huesos y dientes en condiciones normales.
También contribuye al proceso de división celular.

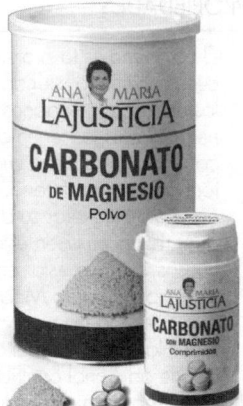

INDICACIONES

Estados carentes de magnesio (embarazos, lactancia, pubertad, vejez, ansiedad, calambres, tics, contracturas). Indispensable para mantener en buen estado y reparar el desgaste de los cartílagos, tendones y huesos. También para suplementar las dietas pobres en este elemento.

MODO DE EMPLEO, según VRN*

COMPRIMIDOS: Tomar 2 comprimidos al día.
Contenido por 2 comprimidos (1,5g): Magnesio 300 mg (80% VRN*).

POLVO: 2 cucharaditas equivalen a 1,2 g que contienen 375 mg de Magnesio (100% VRN*).

PRESENTACIÓN

Bote de 75 comprimidos. Bote de 180 g.

*VRN: Valores de Referencia de Nutrientes

Indicado cuando se tiene acidez de estómago (si no se tiene acidez, tomar con zumos y/o yogures).

CLORURO DE MAGNESIO
Comprimidos y cristalizado

PROPIEDADES

El magnesio ayuda a disminuir el cansancio y la fatiga. El magnesio contribuye al equilibrio electrolítico, al metabolismo energético normal y al funcionamiento normal del sistema nervioso y de los músculos.
Además, el magnesio contribuye a la síntesis protéica normal, a la función psicológica normal y al mantenimiento de los huesos y dientes en condiciones normales.
También contribuye al proceso de división celular.

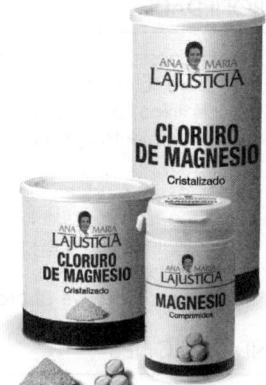

INDICACIONES

Estados carentes de magnesio (embarazos, lactancia, pubertad, vejez, ansiedad, calambres, tics, contracturas). Indispensable para mantener en buen estado y reparar el desgaste de los cartílagos, tendones y huesos. También para suplementar las dietas pobres en este elemento.

MODO DE EMPLEO, según VRN*

COMPRIMIDOS: Tomar 5 comprimidos al día, repartidos en las tres principales comidas.

Contenido por 5 comprimidos (2,75 g): Magnesio 355 mg (95% VRN*).

CRISTALIZADO: Una cucharadita de postre al día (disuelta en agua, zumo de naranja o de limón). Una cucharadita de postre equivale a 2,5 g que contienen 300 mg de ión magnesio (80% VRN*).

PRESENTACIÓN

Bote de 140 comprimidos.
Bote de 200 g y 400 g.

*VRN: Valores de Referencia de Nutrientes

LACTATO DE MAGNESIO
Comprimidos y polvo

PROPIEDADES

El magnesio ayuda a disminuir el cansancio y la fatiga. El magnesio contribuye al equilibrio electrolítico, al metabolismo energético normal y al funcionamiento normal del sistema nervioso y de los músculos.
Además, el magnesio contribuye a la síntesis protéica normal, a la función psicológica normal y al mantenimiento de los huesos y dientes en condiciones normales.
También contribuye al proceso de división celular.

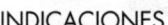

INDICACIONES

Estados carentes de magnesio (embarazos, lactancia, pubertad, vejez, ansiedad, calambres, tics, contracturas). En dietas pobres en este elemento. Este preparado está indicado para aquellas personas que, por diversos motivos, no encuentran adecuadas otras presentaciones del magnesio.

MODO DE EMPLEO, según VRN*

COMPRIMIDOS: Tomar de 4 a 6 comprimidos al día, con las comidas.

Contenido por comprimido: Ión Magnesio 45 mg (12% VRN).

POLVO: Una cucharadita de postre al día (disuelta en agua, zumo de naranja o de limón). Una cucharadita de postre equivale a 2,5 g que contienen 300 mg de ión magnesio (80% VRN*).

PRESENTACIÓN

Bote de 300 g.
Bote de 109 comprimidos.

*VRN: Valores de Referencia de Nutrientes

Indicado en procesos diarreicos (también en niños con deficiencia de magnesio).

MAGNESIO TOTAL LIMÓN LÍQUIDO

Líquido

PROPIEDADES

El magnesio ayuda a disminuir el cansancio y la fatiga.
El magnesio contribuye al equilibrio electrolítico, al metabolismo energético normal y al funcionamiento normal del sistema nervioso y de los músculos. Además, el magnesio contribuye a la síntesis proteica normal, a la función psicológica normal y al mantenimiento de los huesos y dientes en condiciones normales.
También contribuye al proceso de división celular.

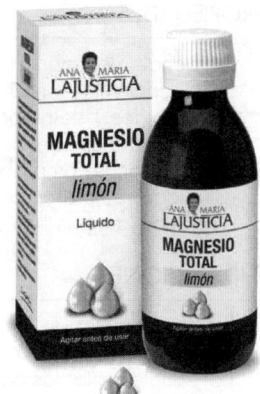

INDICACIONES

Estados carentes de magnesio (embarazos, lactancia, pubertad, vejez, ansiedad, calambres, tics, contracturas). En dietas pobres en este elemento. Este preparado está indicado para aquellas personas que, por diversos motivos, no encuentran adecuadas otras presentaciones del magnesio.

MODO DE EMPLEO, según VRN*

Tomar una cucharada sopera al día (10ml).
Una cucharada contiene 368mg Ión Magnesio (98%VRN*).

PRESENTACIÓN

Frasco de 200 ml.

* VRN: Valores de Referencia de Nutrientes

MAG-MAST
Comprimidos masticables

PROPIEDADES

Carbonato de magnesio masticable. A las propiedades inherentes del carbonato en polvo o comprimidos, este preparado añade un agradable sabor a nata que le hace particularmente indicado para personas con problemas de acidez de estómago. Su presentación en tamaño «pocket» es atractiva y fácil de llevar.

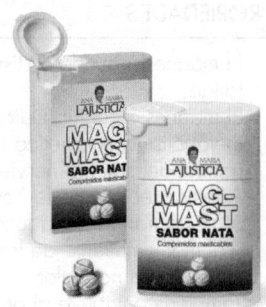

INDICACIONES

Estados carentes de magnesio (embarazo, lactancia, pubertad, vejez, ansiedad, calambres, tics, contracturas, etc.). También para suplementar las posibles carencias provocadas por dietas como las de adelgazar, exceso de colesterol, etc. Indispensable para mantener un buen estado y reparar el desgaste de los cartílagos, tendones y huesos.

MODO DE EMPLEO, según VRN*

Tomar 3 comprimidos al día, después de las 3 principales comidas.

Contenido por 3 comprimidos (2 g): Magnesio 300 mg (80% VRN*).

PRESENTACIÓN

Dispensador de 36 comprimidos.

*VRN: Valores de Referencia de Nutrientes

Indicado cuando se tiene acidez de estómago.

FIBRA SACIA T+ CON MAGNESIO SABOR MANZANA VERDE

Polvo

PROPIEDADES

Compuesto a base de fibras; Salvado de Trigo —aumenta el volumen de las heces y facilita el tránsito intestinal—, fibra de Avena —muy rica en hidratos de carbono que se absorben lentamente en el organismo, lo que permite eliminar la sensación de hambre—, fibra de Guisante —muy adecuada para regular los niveles de azúcar y colesterol en sangre— y fibra de Glucomanano —disminuye los niveles de colesterol y triglicéridos—.

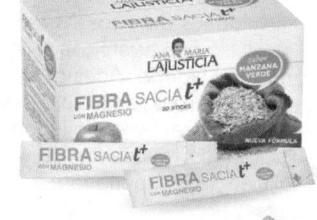

INDICACIONES

La fibra es un complemento alimenticio que mejora el funcionamiento intestinal, ayuda a disminuir el colesterol malo, reduce los niveles de glucosa en sangre, da saciedad y aporta bienestar al organismo.
Gracias a la acción del glucomanano aporta un efecto saciante reduciendo la sensación de hambre ayudando de forma eficaz a las dietas de control de peso.
El Magnesio, actúa aumentando el contenido de agua en los residuos favoreciendo el peristaltismo y la evacuación intestina

MODO DE EMPLEO

Tomar 1 stick media hora antes de cada comida mezclado con abundante agua o cualquier otro líquido.

PRESENTACIÓN

Estuche de 20 sticks (4,5 g/stick).

LECITINA DE SOJA
Perlas y granulada

PROPIEDADES

La lecitina es el fosfolípido que da flexibilidad a las membranas de todos los seres vivos y, también, es la molécula que esterificando el colesterol, lo conduce hacia el hígado. Además es emulsionante de las grasas, favoreciendo su digestión y su dispersión en la sangre, evitando la formación de ateromas e incluso disolviendo los ya existentes. La lecitina es el alimento que aporta fósforo y colina.

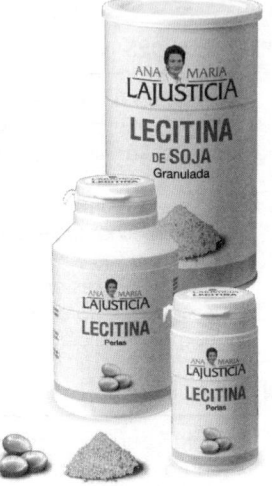

INDICACIONES

Personas con arteriosclerosis y mala circulación arterial. Estudiantes y todos los que realizan trabajo intelectual. En cualquier tipo de agotamiento físico y mental. Personas con problemas hepáticos y vesícula biliar.

MODO DE EMPLEO

GRANULADO: Tomar de 2 a 3 cucharaditas de postre al día, ingeridas directamente con algún líquido o bien mezcladas con yogurt, etc. En caso de triglicéridos o colesterol alto, tomar 3 cucharaditas de postre al día.

PERLAS: Tomar de 6 a 9 perlas al día, con las comidas.
Contenido por perla: Lecitina de soja 540 mg.

PRESENTACIÓN

Bote de 500 g.
Bote de 90 y 300 perlas.

Indicado para personas que siguen dietas reductoras de colesterol y como alimento para la memoria.

ISOFLAVONAS CON MAGNESIO + VITAMINA E
Cápsulas

PROPIEDADES

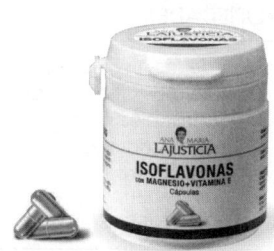

Las isoflavonas son una serie de compuestos que por su estructura química pertenecen a un grupo de sustancias de origen vegetal, a las que se les atribuye similitudes funcionales con los estrógenos, por lo que son aconsejables en la menopausia. En algunos casos, el fin de la función menstrual, puede influir en el deterioro de los tejidos, incluidos los del esqueleto. Como es conocido, una de las propiedades del Magnesio es detener ese deterioro, razón por la que se ha incorporado ese elemento al preparado. La vitamina E, por su efecto antioxidante y antienvejecimiento, ayuda a mantener la elasticidad de las arterias y favorece la circulación.

INDICACIONES

Trastornos asociados a la menopausia: prevención de la osteoporosis, sofocos, sudoración excesiva, ansiedad, etc.

MODO DE EMPLEO, según VRN*

Tomar una cápsula al día, preferentemente por la mañana.

Contenidos medios por dosis diaria de 1 cápsula (488,5 mg): Magnesio 57,8 mg (15%VRN*), Vitamina E 3,4 mg α-TE (28%VRN*), Extracto de soja 100 mg, del cual Isoflavonas de soja 40 mg.

PRESENTACIÓN

Bote de 30 cápsulas.

*VRN: Valores de Referencia de Nutrientes

LEVADURA DE CERVEZA
Comprimidos

PROPIEDADES

Una de las fuentes más ricas en vitaminas del complejo B. Contiene aminoácidos esenciales, indispensables para la vida humana y necesarios para la producción de los glóbulos rojos y blancos.

INDICACIONES

Depurativo de la sangre. Indicado durante el crecimiento, en la tercera edad, estados de agotamiento, físico y psíquico y en los problemas de la piel y mucosas. Embarazo, convalecencia, estados de ansiedad, anemias, etc. Complemento para las dietas carentes en vitamina B y E.

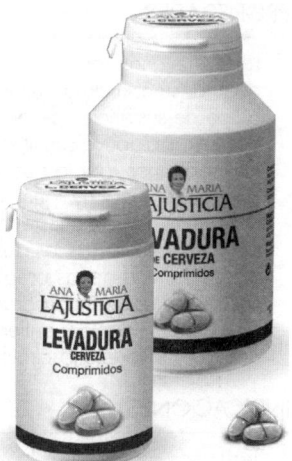

MODO DE EMPLEO

Tomar de 4 a 8 comprimidos al día, repartidos en las principales comidas.

Contenido por 4 comprimidos: Levadura de cerveza 3g.

Contenido por 8 comprimidos: Levadura de cerveza 6g.

PRESENTACIÓN

Bote de 80 y 280 comprimidos.

ACEITE GERMEN DE TRIGO
Perlas

PROPIEDADES

El aceite de germen de trigo es rico en vitamina E. Es antioxidante e interviene en el mantenimiento y flexibilidad de las paredes celulares.

INDICACIONES

Por su riqueza en vitamina E, interviene en el mantenimiento y buen estado de los tejidos; es un antioxidante que favorece la eliminación de radicales libres.

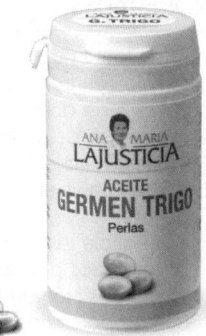

MODO DE EMPLEO, según VRN*

Tomar de 4 a 8 perlas al día, con las comidas.

Contenido por 4 perlas (2,8 g): Vitamina E: 8,8 mg (73%VRN*) Ácidos grasos insaturados (1,7 mg)

Contenido por 8 perlas (5,6 g): Vitamina E: 18 mg (145%VRN*) Ácidos grasos insaturados (3,4 mg)

PRESENTACIÓN

Bote de 90 perlas

*VRN: Valores de Referencia de Nutrientes

ACEITE ONAGRA
Perlas

PROPIEDADES

Esta planta originaria de América del Norte y que se da también en Europa, forma unas semillas que contienen un 25% de aceite, cuya cualidad más preciada es su riqueza en ácido linoleico y también, en menor cantidad, en ácido linolénico. Es decir los ácidos grasos a partir de los cuales el organismo forma el araquidónico, que a su vez es el precursor de las prostaciclinas que hacen compatible la sangre con el endotelio de las arterias. Estos ácidos poliinsaturados son también necesarios en la composición de las membranas celulares a las que proporcionan elasticidad.

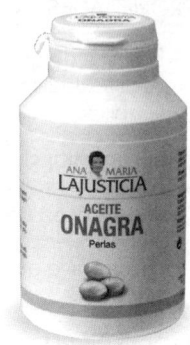

INDICACIONES

Problemas circulatorios, tromboflebitis y mantenimiento en buen estado de los tejidos en general.

MODO DE EMPLEO

Tomar 2 perlas al día, preferentemente por la mañana.

Contenido por perla: Aceite de onagra 500 mg (+1% vitamina E natural).

PRESENTACIÓN

Bote de 300 perlas.

ACEITE DE HÍGADO DE BACALAO

Perlas

PROPIEDADES

Alimento rico en vitamina A y D, así como en ácidos grasos poliinsaturados. La vitamina A es constituyente de la púrpura visual de la retina. La vitamina A contribuye al mantenimiento de las mucosas, la piel y la visión en condiciones normales. Las vitaminas A y D contribuyen al funcionamiento normal del sistema inmunitario. La vitamina D contribuye a la absorción y utilización normal del calcio y el fósforo

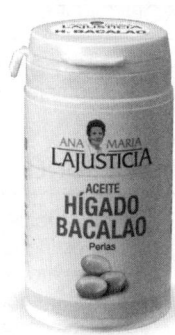

INDICACIONES

Estados de descalcificación y raquitismo, problemas oculares y de toda clase de mucosas (garganta, pulmones, tracto digestivo, vejiga, etc.)

MODO DE EMPLEO, según VRN*

Tomar 3 perlas al día, repartidas en las tres principales comidas.

Contenido por dosis diaria de 3 perlas (2 g): Vitamina A 270 µg (34% VRN*) y Vitamina D 2,3 µg (46% VRN*).

PRESENTACIÓN

Bote de 90 perlas.

*VRN: Valores de Referencia de Nutrientes

ALGAS SABOR LIMÓN
Comprimidos

PROPIEDADES

Alimento que contiene yodo, zinc y otros oligoelementos y que complementa eficazmente las dietas pobres en pescado.

INDICACIONES

Estados carentes de iodo y oligoelementos.
El iodo es indispensable para la formación de las hormonas tiroideas T3 y T4 o tiroxina y ésta interviene en la combustión de los hidratos de carbono y las grasas. Su carencia conduce al bocio y a trastornos del tiroides, a la obesidad y la celulitis, que conlleva a problemas circulatorios. También tiene un papel principal en la eliminación de líquidos y en el peristaltismo intestinal.

MODO DE EMPLEO

Tomar de 3 a 4 comprimidos, una o dos veces al día. Se recomienda tomarlos con abundante agua.

Contenido por comprimido: Algas Fucus polvo 250 mg, extracto seco fucus 100 mg.

PRESENTACIÓN

Bote de 104 comprimidos.

ESPIRULINA
Comprimidos

PROPIEDADES

Alimento rico en proteínas y minerales.

INDICACIONES

Por su elevada proporción en minerales, proteínas y vitaminas, constituye un suplemento alimenticio para deportistas, ancianos, niños, etc. Debido a su elevado nivel proteico, también resulta adecuado para suplementar dietas vegetarianas y bajas en calorías.

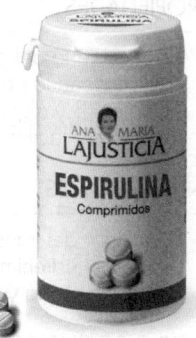

MODO DE EMPLEO

Tomar de 6 a 8 comprimidos al día, con las comidas.

Contenido por 6 comprimidos (2,4 g):
Espirulina: 2142 mg
Proteínas: 1,4 mg

Contenido por 8 comprimidos (3,2 g):
Espirulina: 2856 mg
Proteínas: 1,9 mg

PRESENTACIÓN

Bote de 160 comprimidos.

SALVADO

Comprimidos

PROPIEDADES

Es la cubierta del grano de los cereales, siendo la parte que contiene la fibra natural y también las vitaminas del complejo B y algunos minerales. Aumenta el volumen de las heces y facilita el tránsito intestinal.

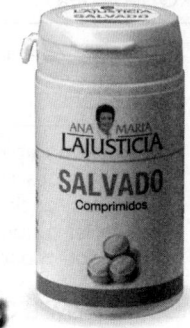

INDICACIONES

Regulador del tránsito y la evacuación intestinal. Corrige el estreñimiento. Ayuda en las dietas de adelgazamiento y a eliminar el exceso de colesterol.

MODO DE EMPLEO

Tomar de 4 a 8 comprimidos al día, ingeridos con agua, zumo de frutas o de verduras.

Contenido por 4 comprimidos (2,2 g):
Salvado de trigo: 1,26 g
Pectina: 0,62 g

Contenido por 8 comprimidos (4,4 g):
Salvado de trigo: 2,52 g
Pectina: 1,25 g

PRESENTACIÓN

Bote de 109 comprimidos.

HIERRO CON MIEL
MIEL

PROPIEDADES

El hierro es imprescindible para la formación de la hemoglobina y de algunas enzimas. Las necesidades de este elemento varia según el sexo, siendo mayor en las mujeres, debido a la menstruación. Este producto aporta miel con alto contenido en sales orgánicas de hierro, de fácil asimilación.

INDICACIONES

Estados carentes de este mineral (anemias, etc.), en el crecimiento, embarazo y posparto.

MODO DE EMPLEO, según VRN*

Una cucharadita de café al día añadida preferentemente a zumos de cítricos para aportar vitamina C. Una cucharadita equivale a 4,5 g que contienen 13,5 mg de hierro (96% VRN*)

PRESENTACIÓN

Bote de 135 g.

*VRN: Valores de Referencia de Nutrientes

JALEA REAL CON MIEL Y LIOFILIZADA
Comprimidos

PROPIEDADES

Alimento rico en vitaminas del complejo B (B1, B2, B3, B6 y B12). Revitalizante y tónico general.

INDICACIONES

Estados de decaimiento, crecimiento rápido, agotamiento físico y mental.

MODO DE EMPLEO

CON MIEL: Tomar 1 ó 2 cucharaditas de postre al día, preferentemente por la mañana.

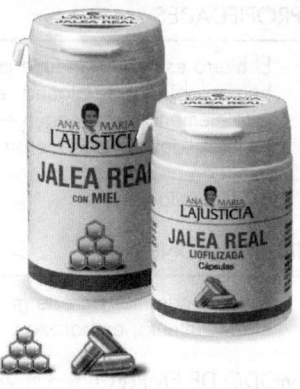

LIOFILIZADA: Tomar 1 ó 2 cápsulas al día, preferentemente por la mañana.

Contenido por 1 cápsula (0,47 g): Jalea real: 300 mg

Contenido por 2 cápsulas (0,95 g): Jalea real: 600 mg

PRESENTACIÓN

Jales Real con miel: Bote de 135 g.
Jalea Real liofilizada: Bote de 60 cápsulas.

POLEN CON JALEA REAL
Cápsulas

PROPIEDADES

El polen es rico en caroteno-pro-vitamina A, vitaminas, oligoelementos y aminoácidos. La Jalea Real es energética, revitalizante, estimulante y tónico general.

INDICACIONES

Estados de decaimiento, en el crecimiento rápido, agotamiento físico y mental y para complementar las dietas pobres en grasas animales, por su aporte de pro-vitaminas.

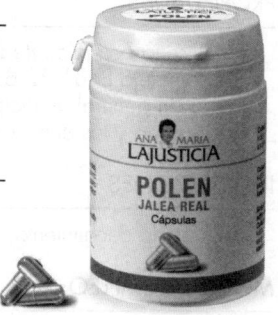

MODO DE EMPLEO

Tomar 2 ó 3 cápsulas al día, preferentemente por la mañana.

Contenido por 2 cápsulas (0,79 g):
Polen: 580 mg
Jalea real liofilizada: 20 mg

Contenido por 3 cápsulas (1,18 g):
Polen: 870 mg
Jalea real liofilizada: 20 mg

PRESENTACIÓN

Bote de 60 cápsulas.

GINSENG JALEA REAL
Cápsulas

PROPIEDADES

El Ginseng con Jalea Real, por su riqueza en vitaminas del complejo B (B1,B2,B3 y B6), es estimulante y tónico en general. Participa de las cualidades tónicas del ginseng y las beneficiosas de la Jalea Real.

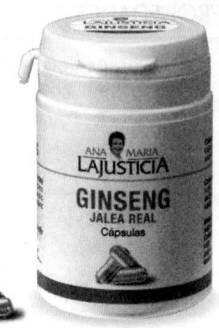

INDICACIONES

Estados de decaimiento, agotamiento físico y mental.

MODO DE EMPLEO

Tomar 1 ó 2 cápsulas al día, preferentemente por la mañana.

Contenido por 1 cápsula (0,49 g):
Ginseng: 200 mg
Jalea real: 200 mg

Contenido por 2 cápsulas (0,99 g):
Ginseng: 400 mg
Jalea real: 400 mg

PRESENTACIÓN

Bote de 60 cápsulas.

Consulte nuestra web www.anamarialajusticia.es

La marca amlsport® nace de la experiencia de más de 30 años de Ana M.ª Lajusticia al observar, a lo largo del tiempo, a muchos jóvenes de entre 25 y 45 años con problemas dolorosos, muchas veces ocasionados por un desgaste sufrido en la práctica del deporte y una incorrecta alimentación.

Los complementos alimenticios amlsport® tienen como objetivo ayudar a mejorar el rendimiento, manteniendo en perfectas condiciones cartílagos, tendones, ligamentos, huesos, músculos... y prevenir futuros problemas, como pueden ser lesiones que perduran en el tiempo, debido a esa falta de mantenimiento que no se le ha hecho a nuestro esqueleto.

Porque cuando caminas, corres, saltas, nadas o pedaleas, no lo haces sólo con los pies... lo haces con tus tobillos, tus rodillas, tus brazos, con tu columna vertebral... amlsport® es el complemento perfecto para poder desarrollar cualquier actividad física, sin hacer sufrir a ninguna de tus articulaciones.

Un consejo...
Un buen ejercicio físico empieza por una correcta alimentación a base de proteínas, hidratos de Carbono, vitaminas y minerales en las 3 principales comidas.

COLÁGENO CON MAGNESIO
Comprimidos

PROPIEDADES

El Colágeno es la proteína más abundante en el cuerpo humano, siendo el constituyente esencial de los cartílagos, tendones, huesos (90%) y piel (70%).
Todo el tejido conectivo de nuestro cuerpo y articulaciones también está formado por la proteína Colágeno. Las proteínas contribuyen a conservar la masa muscular y al mantenimiento de los huesos en condiciones normales.
El Magnesio contribuye a la síntesis normal de proteínas, como el Colágeno.
El Magnesio también contribuye al funcionamiento normal de los músculos y el sistema nervioso y ayuda a disminuir el cansancio y la fatiga.

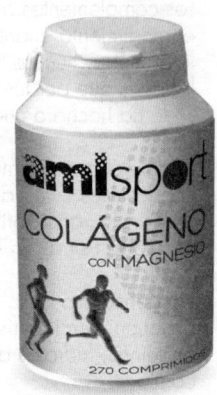

INDICACIONES

Rotura de ligamentos, tendinitis, sobrecarga muscular, mantenimiento en perfectas condiciones de tendones, ligamentos, huesos y músculos.
Artrosis y osteoporosis, deterioro de la piel, rotura de vasos sanguíneos (hematomas espontáneos), caída del cabello y uñas frágiles.

MODO DE EMPLEO

Tomar de 6 a 9 comprimidos al día, repartidos en el desayuno y la cena.

Contenido por dosis diaria de 6 comprimidos: Colágeno hidrolizado 3,6g, Ión Magnesio 185mg (49% VRN*).

PRESENTACIÓN

Bote de 270 comprimidos

*VRN: Valores de Referencia de Nutrientes

COLÁGENO CON MAGNESIO + VIT.C SABOR FRESA

Polvo

PROPIEDADES

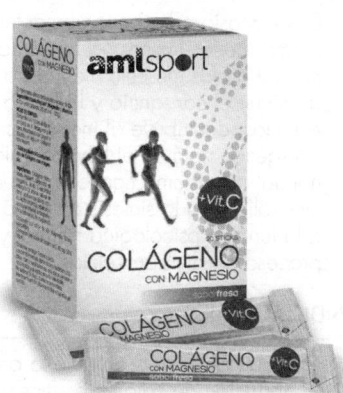

El Colágeno es la proteína más abundante en el cuerpo humano, siendo el constituyente esencial de los cartílagos, tendones, huesos (90%) y piel (70%). Las proteínas contribuyen a conservar la masa muscular y al mantenimiento de los huesos en condiciones normales. El Magnesio contribuye a la síntesis normal de proteínas, como el Colágeno. El Magnesio también contribuye al funcionamiento normal de los músculos y el sistema nervioso y ayuda a disminuir el cansancio y la fatiga.
La vitamina C contribuye al funcionamiento normal del sistema inmunitario durante el ejercicio físico intenso y después de este, y ayuda a disminuir el cansancio y la fatiga.

INDICACIONES

Rotura de ligamentos, tendinitis, sobrecarga muscular, mantenimiento en perfectas condiciones de tendones, ligamentos, huesos y músculos.
Artrosis y osteoporosis, deterioro de la piel, rotura de vasos sanguíneos (hematomas espontáneos), caída del cabello y uñas frágiles.

MODO DE EMPLEO

Tomar de 1 a 2 sticks al día repartidos en el desayuno y la cena. Mezclados con yogurt o diluidos en agua o cualquier otro líquido.
1 stick equivale a 6 comprimidos de Colágeno con magnesio.
Contenido por stick de Ión Magnesio 187mg (49%VRN). Contenido por stick de Vitamina C 40mg (50% VRN).

PRESENTACIÓN

Estuche 20 sticks de 5g

*VRN: Valores de Referencia de Nutrientes

MAGNESIO TOTAL SABOR LIMÓN
GEL

PROPIEDADES

El Magnesio contribuye al mantenimiento normal de los huesos, al funcionamiento normal de los músculos, ayuda a disminuir el cansancio y la fatiga. Además, contribuye al metabolismo energético normal, al funcionamiento normal del sistema nervioso, al equilibrio electrolítico, a la síntesis proteica normal, a la función psicológica normal y al proceso de división celular.

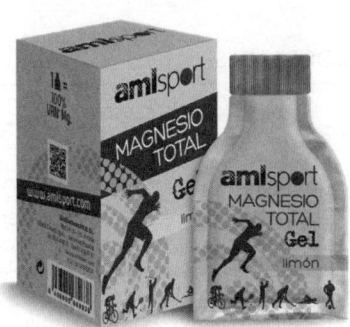

INDICACIONES

Indicado antes y/o durante la práctica del ejercicio físico para ayudar a disminuir la aparición de calambres, tics y contracturas.
Ayuda al equilibrio electrolítico normal y a la relajación muscular.

MODO DE EMPLEO

Tomar 1 sobre bebible (10ml) antes y/o durante la práctica del ejercicio físico.
1 sobre bebible (10ml) aporta el 100% de las VRN* de Magnesio.

PRESENTACIÓN

Estuche de 12 sobres bebibles

*VRN: Valores de Referencia de Nutrientes

MG^{2+} PRO SABOR FRESA
POLVO

PROPIEDADES

Complemento alimenticio para deportistas con alto contenido en Vitaminas y Magnesio.
Un stick de Mg2+PRO aporta el 50% de los VRN* diarios recomendados de minerales y vitaminas.
Rico en vitaminas del complejo B y vitaminas D y E, Mg2+ PRO resulta un complemento ideal para un buen rendimiento durante la práctica del ejercicio físico. El aporte de Magnesio ayuda también a disminuir el cansancio y la fatiga.
Su aporte adicional de proteína de leche favorece la formación de tejido, así como de neurotransmisores como la serotonina, que ayuda a regular el sueño y da sosiego y serenidad.

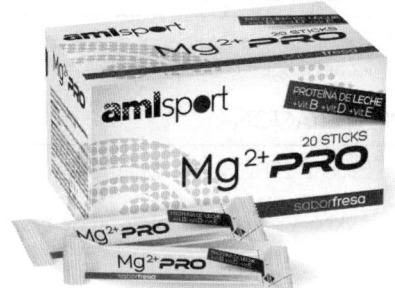

INDICACIONES

La vitamina B1 (Tiamina) es importante para todos los deportistas especialmente para los involucrados en deportes de resistencia.
La vitamina B2 (Rivoflavina) contribuye al buen rendimiento físico y ayuda a la correcta función de las vitaminas B3 y B6.
La vitamina B3 (Niacina) resulta beneficiosa en el ciclo energético de los carbohidratos; por consiguiente facilita su conversión en energía lo que resulta ideal para un deportista porqué supone energía disponible.
La vitamina B5 (Ácido Pantoténico) ayuda a disminuir el cansancio y la fatiga.
La vitamina B6 (Piridoxina) contribuye al metabolismo normal de las proteínas y del glucógeno, ideal para deportes donde se necesita explosión de energía súbita. La vitamina D3 contribuye a la absorción y utilización normal del calcio y el fósforo. También contribuye al funcionamiento normal de los músculos y del sistema inmunitario.
La vitamina E contribuye a la protección de las células frente al daño oxidativo.
Las proteínas —como la proteína de leche— contribuyen a que aumente la masa muscular y a conservarla y al mantenimiento de los huesos en condiciones normales.
Además la proteína de leche contiene triptófano que interviene en la formación de la serotonina, un neurotransmisor que ayuda a regular el sueño y da sosiego y serenidad.

EL MAGNESIO EN EL DEPORTE

El Magnesio ayuda a disminuir el cansancio y la fatiga y contribuye al equilibrio electrolítico, al metabolismo energético normal y al funcionamiento normal del sistema nervioso y de los músculos. Además, el Magnesio contribuye a la síntesis proteica normal.

MODO DE EMPLEO

Tomar de 1 a 2 sticks al día repartidos en el desayuno y la cena. Mezclados con leche, yogurt o agua.

PRESENTACIÓN

Estuche 20 sticks de 5g

*VRN: Valores de Referencia de Nutrientes

Consulte nuestra web www.anamarialajusticia.es

PUBLICACIONES

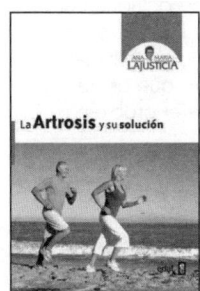

LA ARTROSIS Y SU SOLUCIÓN
Un libro de enorme rigor científico, pero de lectura sencilla y accesible, que muestra de un modo inequívoco que la artrosis puede ser fácilmente tratada y que las personas que la padecen pueden recuperar su salud.

VENCER LA OSTEOPOROSIS
En este libro, la autora nos muestra las claves para la solución a este problema, explicando clara y sencillamente todo el proceso que conduce a la osteoporosis y como puede remediarse fácilmente la falta de colágeno, origen de la enfermedad, corrigiendo las carencias y los errores en la alimentación.

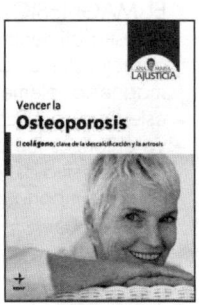

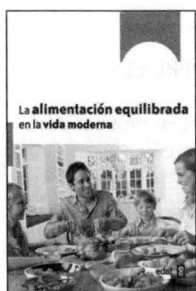

LA ALIMENTACIÓN EQUILIBRADA EN LA VIDA MODERNA
¿Qué es la dietética? ¿Cómo funciona el metabolismo? ¿Qué significa realmente comer bien? Las respuestas a estas cuestiones y muchas otras relacionadas con la correcta nutrición, podrá encontrarlas en este libro que muestra las claves de la alimentación equilibrada.

EL MAGNESIO EN EL DEPORTE

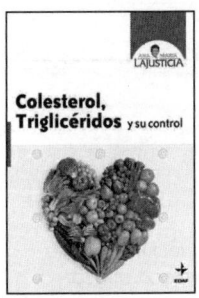

COLESTEROL, TRIGLICÉRIDOS Y SU CONTROL
Sin duda, el problema del colesterol es uno de los más importantes a los que se enfrenta la sociedad actual en el ámbito de la salud y de la calidad de vida. En esta obra, la autora responde a muchas de las preguntas habituales que todos nos hacemos sobre el tema, por lo que es de inestimable ayuda tanto para el que padece el problema como para el que desee prevenirlo.

EL MAGNESIO, CLAVE PARA LA SALUD
Nuestra alimentación actual tiene, entre otras características, la de presentar una deficiencia de magnesio, elemento que es fundamental para la salud. En este libro, publicado por la autora hace 20 años y que ya entonces fue un impacto editorial, recoge todos los nuevos estudios realizados hasta la fecha, que confirman la enorme importancia del magnesio en relación con nuestra salud.

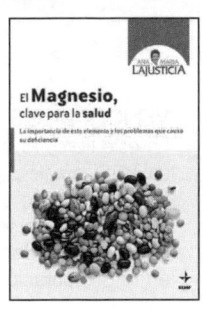

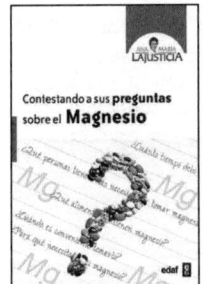

CONTESTANDO A SUS PREGUNTAS SOBRE EL MAGNESIO
Después del éxito de ventas y el impacto social provocado por la publicación del libro El magnesio, clave para la salud, Ana María Lajusticia ha recibido a lo largo de los últimos años miles de consultas, preguntas y dudas de personas interesadas tanto en empezar a tomarlo como de aquellas que ya lo consumían y se beneficiaban de sus efectos. En este libro, la autora darespuesta a las preguntas más frecuentes e importantes. Con su habitual estilo sencillo y didáctico aclara temas tales como: ¿Cuál es la relación entre la falta de magnesio y los infartos de miocardio? ¿Se debe descansar de

INTRODUCCIÓN

tomar magnesio? ¿Qué provoca la carencia de magnesio en el sistema nervioso? ¿Cuál es el efecto del magnesio sobre el cansancio? ¿Qué tipo de magnesio es más conveniente tomar? ¿Se puede tomar magnesio durante el embarazo y la lactancia?

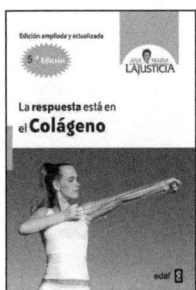

LA RESPUESTA ESTÁ EN EL COLÁGENO
¿Cuál es la causa de esta carencia?¿ Cómo se puede prevenir y solucionar este problema? Esta nueva edición, actualizada y revisada, contiene un capitulo inédito, así como la respuesta a las preguntas hechas por los mismos lectores y consumidores de los productos, a lo largo de todos estos años. La autora explica de qué modo afrontar este grave problema que provoca enfermedades tales como la artrosis y osteoporosis, así como lesiones musculares, de tendones y ligamentos a las personas que practican deporte ya sean aficionados o profesionales.

DIETAS A LA CARTA
Dietas a la carta es el libro que da respuesta al éxito y las demandas de los lectores a su autora durante décadas, preocupados por llevar y mantener unos correctos hábitos y pautas en la alimentación, gracias a los conocimientos de dietética y nutrición de su autora, Ana María Lajusticia. Encontrará una dieta diseñada para usted con recomendaciones, tablas de equivalencias y recetas que le ayudarán a estar y sentirse mejor cada día. Dietas de adelgazamiento, embarazo y lactancia, anemia, práctica de deporte, artrosis, estreñimiento, reumatismo, arteriosclerosis y exceso de colesterol, intolerancias y alergia al gluten.

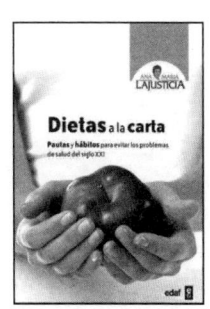

La obra definitiva que proporciona, de forma sencilla y práctica, las claves para llevar una dieta correcta y adecuada en cada una de las circunstancias o problemas de salud que aquejan a la población en el siglo XXI.

Consulte nuestra web www.anamarialajusticia.es

Ana María Lajusticia Bergasa

Teléf.: 932 00 49 10

www.anamarialajusticia.es
www.amlsport.com
info@anamarialajusticia.es

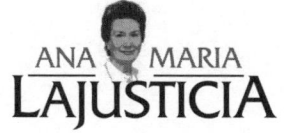